JN252699

知って・やって・覚えて
医療現場の
真菌対策

浜松医療センター 副院長
兼 感染症内科長 兼 衛生管理室長
矢野邦夫 著

風

山

火

林

ヴァン メディカル

はじめに

　真菌症について得意な人は余りいないと思います。もちろん、真菌症の専門家は得意と思いますが、日常診療をしている医療従事者は真菌症に遭遇する機会が少ないため、苦手意識を持っています。

　しかし、苦手のままにしておくわけにはいきません。患者が真菌症を合併した場合には、迅速に診断して適切な抗真菌薬を投与しなくてはならないからです。また、真菌についての情報が乏しいがゆえに、重症真菌症の患者をケアしているスタッフは「自分が感染してしまうのではないか？」という不安にかられることもあります。

　真菌に親しみを覚えるようにすれば、真菌についての知識も積み重なってきます。そのためにはベースとなる真菌のイメージを構築しておく必要があります。一つの試みとして、主要な真菌にキャラクターを与えてみました。カンジダ属はヒツジ（羊）にしました。同様に、クリプトコックス属はスズメ（雀）、ニューモシスティス属はフクロウ（梟）、アスペルギルス属はハゲワシ、接合菌はコンドル、皮膚糸状菌はカピバラです。少々強引なキャラクターになってしまいましたが、真菌の治療や感染対策を考えるたびに、このキャラクターを頭に思い描いていただければ幸いです。そして、今後、真菌についての新しい情報を覚えるときには、このキャラクターに上乗せすればよいと思います。

　ただ、キャラクターのみを設定しても、真菌の感染経路や感染症についての動的な動きを解説しきれません。そのために、武田信玄の「風林火山」を活用してみました。真菌の動きが「風林火山」で容易に解説できるからです。そして、イメージも付きやすいと考えました。

3

本書は真菌症についての入門書です。特に、真菌症と感染対策について取り上げました。そのため、詳細な真菌症の診断や治療については成書を参考にしていただきたいと思います。

　最後に、このような企画を提示していただいた（株）ヴァンメディカルの山路唯巴氏に心から感謝の意を表します。また、浜松医療センターの感染対策を担当し、CDC ガイドラインの実践に全力を尽くしている衛生管理室（感染対策室）のスタッフに深謝の意を表します。

2016年12月吉日
浜松医療センター
矢野邦夫

目次

はじめに　3

Step 1　知っておきましょう 真菌のあれこれ　11

1・1　そもそも真菌とはどんな微生物？　14

❶ 真菌とは何か？　カビとは何か？　14
❷ 『一般的な真菌』と『医療現場の真菌』の違い　14
❸ 真菌と他の生物細胞との違い　16

1・2　真菌にはどんな種類があるの？　18

❶ 酵母状真菌　18
　カンジダ属　18
　● 性質　18
　● 発症する疾患と症状　21
　　－口腔咽頭カンジダ症　21　　　－食道カンジダ症　21
　　－カンジダ血症　21　　　－慢性播種性カンジダ症（肝脾膿瘍）　22
　　－カンジダ眼内炎　22
　● 真菌症の診断と治療　23
　　－口腔咽頭カンジダ症　23　　　－食道カンジダ症　23
　　－カンジダ血症　23　　　－慢性播種性カンジダ症（肝脾膿瘍）　25
　　－カンジダ眼内炎　26
　● 潜伏場所と感染経路　27　　● 感染対策上の問題点・重要点　27
　クリプトコックス属　29
　● 性質　29
　● 発症する疾患と症状　31
　　－肺クリプトコックス症　31　　　－クリプトコックス脳髄膜炎　31
　● 真菌症の診断と治療　32
　　－肺クリプトコックス症　32　　　－クリプトコックス脳髄膜炎　33
　● 潜伏場所と感染経路　33　　● 感染対策上の問題点・重要点　34
　ニューモシスティス属　34
　● 性質　34
　● 発症する疾患と症状　37
　● 真菌症の診断と治療　38
　● 潜伏場所と感染経路　39　　● 感染対策上の問題点・重要点　40
❷ 菌糸状真菌　41
　アスペルギルス属　41
　● 性質　41

- 発症する疾患と症状　42
  - 侵襲性肺アスペルギルス症　43
  - 慢性肺アスペルギルス症　43
    - 単純性肺アスペルギローマ　44
    - 慢性進行性肺アスペルギルス症　44
  - 副鼻腔のアスペルギルス症　45
- 真菌症の診断と治療　45
  - 侵襲性肺アスペルギルス症　45
  - 慢性肺アスペルギルス症　46
  - 副鼻腔のアスペルギルス症　47
- 潜伏場所と感染経路　48　　● 感染対策上の問題点・重要点　48

接合菌　49
- 性質　49
- 発症する疾患と症状　51
  - 鼻脳型ムーコル症　52　　　─肺型ムーコル症　52
- 真菌症の診断と治療　53
- 潜伏場所と感染経路　53　　● 感染対策上の問題点・重要点　54

皮膚糸状菌　55
- 性質　55
- 発症する疾患と症状　56
  - 体部白癬（たむし）　57　　　─足白癬（みずむし）　58
  - 手白癬　58　　　─爪白癬　58　　　─股部白癬（いんきんたむし）　58
  - 頭部白癬（しらくも）　59　　　─マヨッキ肉芽腫　59
- 真菌症の診断と治療　59
- 潜伏場所と感染経路　60　　● 感染対策上の問題点・重要点　60

❸ 輸入真菌症　61
コクシジオイデス症　61
ヒストプラズマ症　62
その他の輸入真菌症　62

1・3　真菌症はどう診断・治療するの？　63

❶ 真菌症の診断方法　63
❷ 抗真菌薬　66
ポリエン系　67
- アムホテリシンB（ファンギゾン®）【AMPH-B】　67
- アムホテリシンBリポソーム製剤（アムビゾーム®）【L-AMB】　67
- ナイスタチン（ナイスタチン®）【NYS】　67
フルオロピリミジン系　68
- フルシトシン（アンコチル®）【5-FC】　68

アゾール系　68
- フルコナゾール（ジフルカン®）【FLCZ】　68
- ホスフルコナゾール（プロジフ®）【F-FLCZ】　68
- ボリコナゾール（ブイフェンド®）【VRCZ】　69
- イトラコナゾール（イトリゾール®）【ITCZ】　69

キャンディン系　69
- ミカファンギン（ファンガード®）【MCFG】　69
- カスポファンギン（カンサイダス®）【CPFG】　70

Step2　やってみましょう 真菌対策の基本　71

2・1　真菌の伝播予防のための3原則　72

❶ 標準予防策　74
❷ 空気流の管理　75
❸ 環境の湿潤対策　75

2・2　真菌対策のための清掃：洗浄・消毒・滅菌　76

❶ 消毒薬の種類と抗真菌スペクトル　76
- 高水準消毒薬　78　　● アルコール：中水準消毒薬　78
- ポビドンヨード：中水準消毒薬　79
- 次亜塩素酸ナトリウム：中水準消毒薬　79
- クロルヘキシジン：低水準消毒薬　79
- 第四級アンモニウム塩：低水準消毒薬　80

❷ 環境表面の清掃・消毒方法　80
❸ 患者周辺と物品の洗浄・消毒・滅菌方法　81
❹ リネンの交換と洗浄・消毒・滅菌方法　81
❺ 床・廊下の清掃方法　82

2・3　空調設備の管理が大切　83

❶ 空調設備の一般的な機能　83
❷ 自施設の空調設備で知っておくべきこと　84
- 温湿度条件　84　　● 空気の清浄度クラス　84

❸ HEPAフィルタの管理方法　85
- HEPAフィルタとは　85　　● HEPAフィルタの寿命　85
- フィルタ交換と圧力損失　85　　● フィルタの交換と再利用　86

❹ 清掃時・メインテナンス時のチェックポイント　86
❺ 室外設備について　86

Step 3 やってみましょう 真菌対策の実際　87

3・1　施設内の設備管理と真菌対策　88

❶ 一般病棟　88
- 感染リスク・感染経路　88
- 感染予防策　89
- 感染を疑う場合　90
- 発生した場合の具体的な対策　90

❷ がん病棟・防護環境（無菌室）　91
- 感染リスク・感染経路　91
- 感染予防策　92
- 感染を疑う場合　93
- 発生した場合の具体的な対策　93

❸ 外来待合室と処置室　94
- 感染リスク・感染経路　94
- 感染予防策　95
- 感染を疑う場合　95
- 発生した場合の具体的な対策　95

❹ 水回り　96
- 感染リスク・感染経路　96
- 感染予防策　96
- 感染を疑う場合　96
- 発生した場合の具体的な対策　97

❺ 施設の改修工事時　97
- 工事前の事前対策　97
- 工事中の患者対策　98
- 工事中の病棟対策（病室内・廊下など）　98
- 改修工事部分の対策　98
- 近隣での工事時の対策　99

3・2　患者と真菌対策　100

❶ 造血幹細胞移植患者・血液がん患者・固形がん患者　100
- 感染リスク・感染経路　100
- 感染予防策　100
- 感染を疑う場合　102
- 発生した場合の具体的な対策　102

❷ 外科手術後患者・ICU 患者　103
- 感染リスク・感染経路　103
- 感染予防策　104
- 感染を疑う場合　104
- 発生した場合の具体的な対策　105

❸ HIV 感染者／エイズ患者　105
- 感染リスク・感染経路　105
- 感染予防策　106
- 感染を疑う場合　106
- 発生した場合の具体的な対策　106

❹ 小児患者　107
- 感染リスク・感染経路　107
- 感染予防策　108
- 感染を疑う場合　108
- 発生した場合の具体的な対策　108

❺ 高齢者（介護施設入居または自宅介護の高齢者を中心に）　109
- 感染リスク・感染経路　109
- 感染予防策　109
- 感染を疑う場合　110
- 発生した場合の具体的な対策　110

❻ 糖尿病患者　110
- 感染リスク・感染経路　110
- 感染予防策　111
- 感染を疑う場合　111
- 発生した場合の具体的な対策　111

❼ 通院患者　112
- 感染リスク・感染経路　112
- 感染を疑う場合　113
- 感染予防策　112
- 発生した場合の具体的な対策　113

3・3　医療処置・医療ケアと真菌対策　114

❶ 血管内留置カテーテル　114
- 感染リスク・感染経路　114
- 感染を疑う場合　115
- 感染予防策　114
- 発生した場合の具体的な対策　115

❷ 尿道留置カテーテル　116
- 感染リスク・感染経路　116
- 感染を疑う場合　117
- 感染予防策　116
- 発生した場合の具体的な対策　117

❸ 皮膚のケア　118
- 感染リスク・感染経路　118
- 感染を疑う場合　118
- 感染予防策　118
- 発生した場合の具体的な対策　119

❹ 吸引・口腔ケア　120
- 感染リスク・感染経路　120
- 感染を疑う場合　121
- 感染予防策　120
- 発生した場合の具体的な対策　121

Step4　覚えておきましょう 真菌感染の早期発見テクニック　123

4・1　患者の真菌症を疑うポイント　124

❶ 入院患者の場合　124
❷ 外来患者の場合　125
❸ 介護施設入居者または自宅介護者の場合　126

4・2　真菌症のアウトブレイクを疑うポイント　127

おわりに　130
参考文献　132
索　　引　134
著者略歴　139

Step 1

知っておきましょう

真菌のあれこれ

Step 1　知っておきましょう　真菌のあれこれ

　医療現場では、真菌感染症には細菌感染症ほどは遭遇しません。しかし、真菌は患者の抵抗力が低下するような状況（抗がん治療や手術後など）では重篤な感染症を引き起こすことがあります。クリプトコックス属のように健常者でも感染を引き起こす真菌もあります。

　真菌が人体に感染し、その後、感染症を引き起こすまでの経過をみてみると、実に戦略的なやり方を実行している感じがします。それは、武田信玄の軍旗に書かれた「風林火山」のようです。これは孫子の兵法にある言葉ですが、「疾きこと風の如く、徐かなること林の如く、侵掠すること火の如く、動かざること山の如し」の略です。軍を移動するときには風のように早く、林のように静かに陣容を構えて敵にみつからないようにし、攻撃するときには烈火のような勢いで一気に攻め、敵に攻められても泰山のように微動だにしない、という意味です。

　このような戦略は人間の世界でのことですが、真菌の世界での風林火山の「風」は「疾きこと風の如く」ではなく、「伝播すること風に乗って」ということになります。

　アスペルギルス属を例にとりましょう。アスペルギルス属は環境の至る所に存在する真菌です。その胞子は道路工事や建築現場の土埃などに含まれていて、それが空気中に浮遊しているときに人間が立ち入って、胞子を吸い込むことによって肺や鼻腔に入り込みます。これは「風」（風に乗って）の戦略です。その後、人間の免疫が正常なときには、その存在すら気付かれない状態でジッとしています。これは「林」（徐かなること林の如く）の戦略です。人間の免疫が低下すると、侵襲性肺アスペルギルス症のように重篤な感染症を急速に引き起こすことがあります。これは「火」（侵掠すること火の如く）に相当します。そして、フルコナゾール（ジフルカン®）のような抗真菌薬が投与されても、微動だにしないのは「山」（動かざること山の如し）ということになります（アスペルギルス属はフルコナゾールに耐性です）。

　このような戦略をとる真菌ですから、生半可な対策では人間の負けです。そのため、人間は真菌の性格や戦略を徹底的に知り尽くして戦う必要があります。真菌には様々な種類があり、カンジダ属、アスペルギルス属、クリプトコックス属などがありますが、彼らすべてが同程度の風林火山の戦略を取って

いる訳ではありません。カンジダ属は「風」戦略は採用していません。その代りに、人間の腸管などに長期間住み着いて、人間の抵抗力が低下するまでジッと待つという「林」戦略を強化しています。カンジダ属は「山」戦略にも長けています。人間の腸管に住み着いている真菌であるため、抗真菌薬が投与されると、それに耐性のカンジダ属が増殖し、治療にも微動だにしない「山」となるのです。クリプトコックス属は「風」戦略にて抵抗力の低下している人間に吸い込まれ、重篤な感染症（クリプトコックス脳髄膜炎など）を引き起こすという戦略をとっています。このような真菌の戦略を念頭におきながら、診断、治療、感染予防などについて解説してゆきたいと思います。

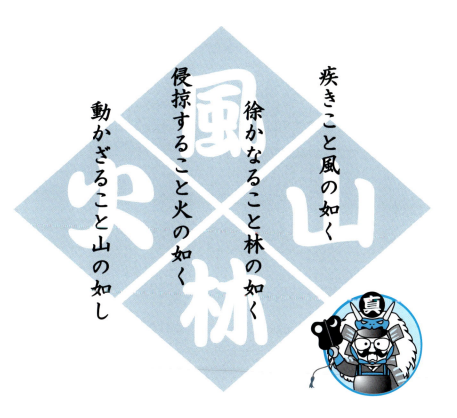

Step 1　知っておきましょう　真菌のあれこれ

1・1　そもそも真菌とは どんな微生物？

① 真菌とは何か？　カビとは何か？

　「カビの季節になると家の中がジメジメして気分も悪くなる！」「この洋服はなんかカビ臭い！」など、カビは日常会話で頻繁に登場する言葉です。一方、真菌は日常会話で用いられることは余りなく、医療現場でよくみられる言葉です。これらを少し整理してみると、カビは「菌類のうち、キノコを生じない糸状菌」のことであり、真菌は「キノコ、酵母、糸状菌などの総称」ということになります。カビを「カビ＝真菌」というように広義の意味で用いている人もいますが、やはり、医療現場では「カビ」というあやふやな言葉を用いるのではなく、「真菌」というのが適切と思います。

　真菌の増殖は出芽か胞子形成かによって行われています。出芽することによって増殖する真菌を酵母（酵母状真菌）といい、胞子を形成して増殖する真菌を糸状菌（菌糸状真菌）といいます。酵母にはカンジダ属、クリプトコックス属、ニューモシスティス属などがあり、糸状菌にはアスペルギルス属、接合菌、皮膚糸状菌があります。

② 「一般的な真菌」と「医療現場の真菌」の違い

　医療現場では真菌というのは「悪いことをする微生物」というイメージでとらえられています。確かに、真菌は水虫を引き起こし、多くの人々に不愉快感を与えています。抵抗力の低下している人では重篤な感染症（カンジダ血症や侵襲性肺アルペルギルス症など）を引き起こします。それならば、真菌は人類の敵でしょうか？　敵ならば、抗真菌薬によって徹底的に痛めつけて、絶滅に

追い込んでやればいいのかもしれません。もちろん、真菌を絶滅させるようなことはできませんが、「真菌が存在しない世界」を夢見ることはできると思います。

　しかし、「真菌が存在しない世界」に生活するならば、味噌汁、日本酒、漬物を楽しむ生活を諦めなければなりません。もちろん、カマンベールチーズやブルーチーズも食べることはできません。これらは真菌の発酵を利用して作り出された食べ物なのです。味噌や日本酒などの製造ではアスペルギルス属であるコウジカビを用いています。カマンベールチーズはペニシリウム属のペニシリウム・カメンベルティ（*Penicillium camemberti*）を利用して作るのです。食物ばかりではありません。ペニシリウム属が存在しなければ、フレミングによるペニシリンの発見もありません。ペニシリンの発見ではペニシリウム・ノタツム（*Penicillium notatum*）が培地に混入したことがきっかけでした。このようなことから、真菌は「良いことをする微生物」ともいえます。

　すなわち、真菌は上手に共存すれば『人類の味方（一般的な真菌）』となりますが、抵抗力が低下したりすると『個人の敵（医療現場の真菌）』になるのです。それでは、真菌全体の中のどの程度が医療現場でヒトを苦しめるのでしょうか？　真菌には約10万種が存在していますが、500種以下がヒトに感染を引き起こすに過ぎません。我々は一握りの真菌と戦っているのです。

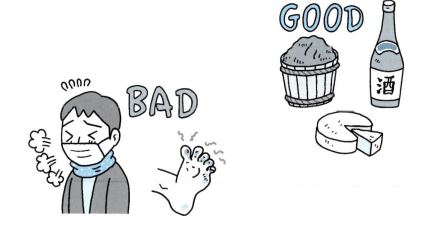

Step 1 知っておきましょう 真菌のあれこれ

真菌と他の生物細胞との違い

　真菌は動物でしょうか？　動物のように移動することはないので、植物なのでしょうか？　実は、真菌は植物や動物とは異なった生物界に分類されています。細胞膜は動物細胞ではコレステロールで構成されていますが、真菌はエルゴステロールで構成されています。細胞壁は動物にはないのですが、真菌にはあります。植物にも細胞壁はありますが、その主成分がセルロースであるのに対し、真菌（接合菌を除く）の細胞壁の主成分は（1→3）-β-D-グルカンです。植物は光合成によって栄養を得ていますが、真菌は自分自身では栄養を作り出すことができません。真菌は自分が埋め込まれている物体を消化する酵素を分泌して、放出された栄養を吸収しています。真菌は動物でも植物でもないのです。

　それでは真菌は細菌の仲間なのでしょうか？　そうでもありません。まず、サイズについてですが、真菌は細菌よりも大きいです。そして、細菌は原核生物（核膜を持たない細胞、すなわち、細胞核のない細胞の生物）であるのに対し、真菌は真核生物（細胞核のある細胞の生物）です。

Column　5界と分類階層

　生物はモネラ界（原核生物のこと、細菌や藍藻類が含まれる）、原生生物界（アメーバーなど）、植物界、菌界、動物界の5界に分類されます（ホイタッカーの5界説）。真菌は菌界に属し、動物界にも植物界にも属しません。

　分類階層は「界（かい）＞門（もん）＞綱（こう）＞目（もく）＞科（か）＞属（ぞく）＞種（しゅ）」となっています。例えば、カンジダ・アルビカンス（*Candida albicans*）は「菌界＞子嚢菌門＞半子嚢菌綱＞サッカロミケス目＞サッカロミケス科＞カンジダ属＞カンジダ・アルビカンス種」という分類階層になります。

Column　セルロースと（1→3）-β-D-グルカン

　グルカンはブドウ糖（D-グルコース）がたくさん繋がってできた多糖類の一種です。ブドウ糖が結合する構造にはα型とβ型の2通りあり、α型の構造で結合した多糖類をα-D-グルカン、β型の構造で結合した多糖類をβ-D-グルカンといいます。α-D-グルカンの代表は、デンプン、グリコーゲン、デキストリンなどです。β-D-グルカンはブドウ糖の結合位置により（1→3）-β-D-グルカン、（1→4）-β-D-グルカン、（1→6）-β-D-グルカンなどに細分類されます。

　ヒトの消化系の酵素（唾液アミラーゼや膵液アミラーゼなど）はα-D-グルカンをブドウ糖や麦芽糖などに分解することはできますが、β-D-グルカンを分解することができません。すなわち、ヒトはβ-D-グルカンをグルコースの供給源としては利用できないのです。

　植物の細胞壁は主にセルロースからなります。セルロースは（1→4）β-D-グルカンです。一方、真菌（接合菌を除く）の細胞壁の構成成分は（1→3）-β-D-グルカンです。（1→3）-β-D-グルカンは真菌に特異的な物質であり、細菌やリケッチアなど他の微生物ではみられません。また、ヒトを含む動物の体内で合成されることもありません。そのため、（1→3）-β-D-グルカンは真菌感染症の血清補助診断マーカーとして用いられています。

　ガーゼは純綿に由来するので、セルロースが多く含まれています。そのため、ガーゼが使用された患者ではβ-D-グルカンが高値になることがあります。また、再生セルロース膜による血液透析が行われた患者もβ-D-グルカンが高値になります。

1・2 真菌にはどんな種類があるの？

　真菌には数多くの菌種がありますが、「酵母（酵母状真菌）」と「糸状菌（菌糸状真菌）」の2種類に分けるとわかり易いと思います。酵母は球形〜楕円形であり、出芽することによって増殖します。出芽というのは、親細胞のある部分から子細胞ができて、それが次第に大きくなって独立する増殖の仕方です。糸状菌は細長い糸状となっていて、胞子を形成して増殖します。胞子は植物の種に似たものと考えてもらって結構です。形態のイメージとしては、酵母は「机の上に米粒が数十個まとまって置かれている状態」であり、糸状菌は「鳥の足が逆さになっていて、爪の先端が竹ほうきのようになった状態」かもしれません。

① 酵母状真菌

カンジダ属

 性質

　カンジダ属の振る舞いを風林火山で記述すると、「風」に乗ることはほとんどないので、「林火山」の戦略をとる真菌といえます。ヒトの口腔内や腸管の粘膜に生息しているにもかかわらず、全く気付かれないことから、「林」戦略については凄腕です。「林」のように静かにヒトの粘膜で待っていて、宿主の免疫が低下したときに、皮膚や粘膜バリアの破綻した所から侵入します。そして、「火」のように体内へ侵入して、カンジダ血症やカンジダ眼内炎などを引き起こすのです。「山」戦略（抗真菌薬に耐性）についてはどうでしょうか？医療現場で頻繁に遭遇するカンジダ・アルビカンス（*Candida albicans*）はフルコナゾール（ジフルカン®）に感受性がありますが、余りにも頻回にフルコナゾールが使用されている病棟や病院ではフルコナゾール耐性のカンジダ属［カンジダ・クルセイ（*Candida krusei*）など］が蔓延することがあります。

それでは、カンジダ属を何か動物に例えてみましょう。おそらく、「ヒツジ（羊）」が適切と思います。ヒツジは通常は何ら害のない動物です。単に牧草地で牧草を食べているだけであり、牧草地に何らダメージを与えることはありません。カンジダ属もヒトの口腔内や腸管の粘膜に住み着

いているだけであり、宿主であるヒトに何ら悪いことをしません。しかし、ヒツジであっても、その頭数を増やしていって、やがて牧草地の容量を超えると、牧草は枯渇してしまいます。これはヒトの免疫が低下しているときに腸管の粘膜に住み着いているカンジダ属が増殖し、それが粘膜バリアを通過して体内に入り込み、感染症を引き起こしてヒトにダメージを与えるのに似ています。

　カンジダ属には350種以上があります（ヒツジの種類は3,000余種といわれています）。カンジダ属はヒトの口腔咽頭、消化管、腟に共生しており、ヒトの約50％で正常細菌叢としてカンジダ属が検出されます。ヒト以外の動物（鳥、昆虫、節足動物、魚）、動物の排泄物、植物、自然の高糖物質（蜂蜜など）、発酵製品、土壌、海水にもみられます。このように、ヒトや他の動物との共生関係で存在していることからわかるように、カンジダ属は本来は病原性がほとんどないのです。しかし、宿主の抵抗力が破綻すると、感染症が引き起こされます。細胞性免疫の低下によって、口腔咽頭カンジダ症や食道カンジダ症が引き起こされることがあります。また、広域抗菌薬を長期投与していると、腸管内でカンジダ属が異常増殖し、粘膜バリアを通過して門脈を経由し、カンジダ血症となるのです。

　ヒツジにはオーストラリア・メリノといった有名どころがありますが、カンジダ属にも有名かつ頻繁に遭遇する菌種があります。それはカンジダ・アルビカンス（C. albicans）です。これは最も頻繁に遭遇するカンジダ属です。そのため、カンジダ属をカンジダ・アルビカンス（C. albicans）と非アルビカンス・カンジダ（non-albicans Candida）の２つに分類することもあります。非アルビカンス・カンジダにはカンジダ・グラブラータ（Candida glabrata）、カンジダ・パラプシローシス（Candida parapsilosis）、カンジダ・トロピカーリス（Candida tropicalis）、カンジダ・クルセイ（C. krusei）があります。これら5菌種で深在性カンジダ症の90％以上が引き起こされています。臨床検

Step 1 知っておきましょう 真菌のあれこれ

体で検出されるカンジダ属の中で占める割合はカンジダ・アルビカンス（*C. albicans*）は40〜60％程度、カンジダ・グラブラータ（*C. glabrata*）、カンジダ・パラプシローシス（*C. parapsilosis*）、カンジダ・トロピカーリス（*C. tropicalis*）は5〜30％程度、カンジダ・クルセイ（*C. krusei*）は2〜4％程度といわれています。これらの識別は抗真菌薬の選択に大きな影響を与えますので、何とかして菌種の名前を覚えておくとよいでしょう。

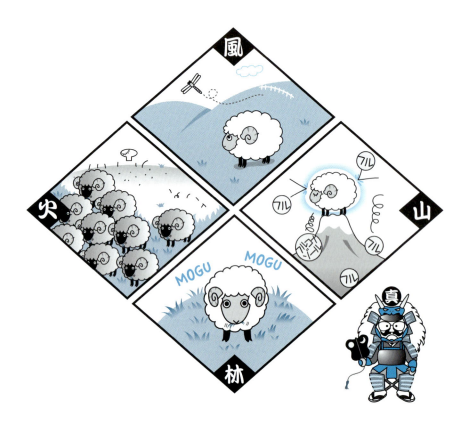

● 発症する疾患と症状

カンジダ属が「火」を着火したらどうなるのでしょうか？　表在性真菌症および深在性真菌症になります。前者には口腔咽頭カンジダ症および外陰腟カンジダ症があり、後者には食道カンジダ症、カンジダ血症、慢性播種性カンジダ症（肝脾膿瘍）、カンジダ眼内炎などがあります。

■ 口腔咽頭カンジダ症

口腔咽頭カンジダ症（別名、鵞口瘡(がこうそう)）は幼児でよくみられます。成人では義歯を使用している高齢者でよくみられます。その他には抗菌薬治療、副腎皮質ステロイドホルモン（以下、ステロイド）の吸入治療（喘息の治療）、化学療法、放射線療法が行われている患者、細胞性免疫が低下する状況（エイズなど）の患者にもみられます。

口腔および咽頭の所見は頬粘膜、口蓋、舌、口腔咽頭の白苔です。偽膜がみられることもあります。無症状のことが多いのですが、口腔の綿のような感触、味覚低下、食事時や飲み込み時の疼痛を訴えることもあります。その他の症状には口角炎や舌炎があります。口角炎では口角に痛みを伴う亀裂がみられます。これは口角を習慣的に舐める人でみられ、そのような行為はカンジダ属が感染する環境を作り出しています。免疫不全患者では舌で舐めることがなくても口角炎になることがあります。舌炎では舌背の乳頭突起の糜爛(びらん)がみられます。舌は平滑で赤く、しばしば有痛性です。

■ 食道カンジダ症

食道カンジダ症は血液がん患者およびエイズ患者で主にみられます。嚥下痛があり、胸骨後部の局所疼痛があります。口腔咽頭カンジダ症を合併することもありますが、合併しないこともあります。

■ カンジダ血症

カンジダ血症はカンジダ属による菌血症であり、カンジダ属が腸管からのトランスロケーション（腸管内の微生物が粘膜バリアを通過して、体内に侵入す

る状態）によって播種したり、中心静脈カテーテルやペースメーカーのリード
に付着して、そこが感染巣になることがあります。カンジダ血症の原因真菌種
としてはカンジダ・アルビカンス（*C. albicans*）が最も多くみられます。その
他にはカンジダ・グラブラータ（*C. glabrata*）、カンジダ・パラプシローシス
（*C. parapsilosis*）、カンジダ・トロピカーリス（*C. tropicalis*）、カンジダ・クル
セイ（*C. krusei*）などがあります。

　臨床症状は様々であり、微熱のみのこともありますが、敗血症を合併する重
症のこともあります。脳、心臓、眼、腎臓などにカンジダ属が血行性に播種す
ることもあります。

■■■ 慢性播種性カンジダ症（肝脾膿瘍）

　好中球減少から回復した白血病患者において、カンジダ属が肝臓および脾臓
（ときどき腎臓）に多発性の微小膿瘍を示す疾患です。稀に、リンパ腫や再生
不良性貧血の患者でみられることもあります。

　長期の好中球減少と粘膜バリア破綻によって、消化管のカンジダ属が血流に
入り込んで発症します。門脈を経由するので肝臓に膿瘍がみられることが多い
です。膿瘍は好中球減少のときには消滅していて、好中球が回復してくると再
び現れます。

　症状は持続する発熱［スパイク熱（急激に上がったり下がったりする発熱）
や高熱のことがある］が、好中球が回復してきている患者でみられます。発熱
が何週間も続くこともあり、右上腹部痛、吐き気、嘔吐、食慾不振がみられる
ことがあります。最も多い原因真菌種はカンジダ・アルビカンス（*C. albicans*）
です。その他のカンジダ属もときどきみられます。

　最近は抗真菌薬の予防投与や白血病や造血幹細胞移植患者のようなハイリス
ク症例に対する抗真菌薬の早期投与によって、余りみかけなくなりました。

■■■ カンジダ眼内炎

　カンジダ眼内炎でのカンジダ属の侵入経路は、眼の外傷や手術による前眼房
への直接侵入、もしくはカンジダ血症に引き続く網膜や脈絡膜への血行性侵入
の２通りがあります。後者では中心静脈カテーテル、高カロリー輸液、広域抗

菌薬、腹部手術後、好中球減少、ステロイド治療などがリスク因子となっています。どちらの感染経路であっても、治療しなければ硝子体も感染し、失明することがあります。カンジダ血症の患者の約10％がカンジダ眼内炎を合併するといわれています。

真菌症の診断と治療

口腔咽頭カンジダ症

　口腔咽頭カンジダ症は視診で容易に診断できます。白苔を培養することによっても確認できます。治療は軽症であれば、クロトリマゾール（エンペシド®）トローチもしくはミコナゾール（フロリード®）ゲルを7〜14日間使用します。中等度〜重度ではフルコナゾール（ジフルカン®）を7〜14日間内服します。もし、2週間以内に改善しなければ、再度曝露しているか、耐性のカンジダ属の可能性があります。

食道カンジダ症

　食道カンジダ症は内視鏡検査を実施する前に抗真菌薬による診断的治療をします。この場合、フルコナゾール（ジフルカン®）を14〜21日間服用します。嚥下痛は数日以内に改善しますが、3〜4日で改善しなければ内視鏡検査と生検を実施します。もし、内視鏡検査でカンジダ症が残存していれば、フルコナゾール以外の抗真菌薬を、培養結果を待ってから投与します。この場合、ボリコナゾール（ブイフェンド®）やキャンディン系［ミカファンギン（ファンガード®）およびカスポファンギン（カンサイダス®）］が用いられます。

カンジダ血症

　カンジダ属が血流に入り込んだときにカンジダ血症となります。特に、免疫不全患者、集中治療室（ICU）の患者、好中球減少患者、新生児、血管内器具留置のある患者でみられます。解剖学的異常や器具（人工心臓弁、中枢神経系シャントなど）のある患者では心内膜炎や髄膜炎などを合併することがあります。

　カンジダ血症の診断には血液培養が有用です。血液培養にてカンジダ属が検出されたら汚染菌と思ってはいけません。カンジダ血症であると判断して、感

Step 1 知っておきましょう 真菌のあれこれ

染源を迅速に捜索することが大切です。

　カンジダ血症の治療には「感染した中心静脈カテーテルの抜去」「感染巣があるならば感染源のコントロール」「抗真菌薬の投与」があります。カンジダ血症の治療として、カテーテルの抜去のみで十分と考えてはいけません。必ず、全症例に抗真菌薬を投与します。

　カンジダ血症がカンジダ属の中のどの種によるものかを同定することは大切です。その理由は抗真菌薬の選択に大変有用だからです。カンジダ・クルセイ（*C. krusei*）はフルコナゾール（ジフルカン®）に耐性です。カンジダ・グラブラータ（*C. glabrata*）はフルコナゾールを増量すると感性となりますが、薬剤の組織移行が不十分な臓器では耐性となります。カンジダ・ルシタニエ（*Candida lusitaniae*）はアムホテリシンB（ファンギゾン®）に耐性のことがあります。このように抗真菌薬とカンジダ属の相性を知っておくことは大変重要なのです。カンジダ血症の原因真菌種がカンジダ・クルセイ（*C. krusei*）なのにフルコナゾールを投与する、などといったことは是非とも避けてください。

　カンジダ血症の診断には β-D-グルカンの測定が有用です。しかし、β-D-グルカンは多くの真菌（カンジダ属、アスペルギルス属、クリプトコックス属）の細胞壁にも存在しており、カンジダ属に特異的ではありません。細胞壁マンナン抗原はカンジダ属の血清学的検査として用いられますが、感度において問題があります。しかし、特異性は高い検査法です。

　カンジダ血症の治療ですが、通常はキャンディン系［ミカファンギン（ファンガード®）およびカスポファンギン（カンサイダス®）］を用います。しかし、「好中球減少なし」「臨床的に安定している」「アゾール系の投与歴なし」「施設内でカンジダ・グラブラータ（*C. glabrata*）もしくはカンジダ・クルセイ（*C. krusei*）の分離がほとんどない」

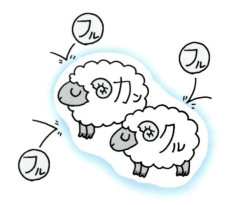

の4条件が揃っていれば、フルコナゾールを使用しても構いません。もし、病棟でキャンディン系に耐性のカンジダ属の伝播がみられているならば、アムホテリシンBリポソーム製剤（アムビゾーム®）による治療を開始しておき、感受性があることが判明すれば、フルコナゾールやキャンディン系に戻します。治療期間は、血液培養が陰性化してから14日間です。ただし、転移性感染巣（眼、骨、心臓、肝臓、脾臓）のある患者では、もっと長期の治療が必要となります。カンジダ血症ではフォローアップの血液培養を毎日もしくは隔日に実施します。これは培養が陰性となった時期を確定するためです。

　カンジダ血症が診断されたら、カンジダ眼内炎について眼科専門医にみてもらいます。ただし、好中球減少患者では好中球が回復するまで眼科受診を待ちます。好中球が減少しているときには、眼底所見の変化がほとんどみられないからです。キャンディン系の硝子体への移行性は極めて不良なので、硝子体に病変がある場合にはキャンディン系は使用できません。そのため、カンジダ血症の初期治療としてキャンディン系が使用されていた場合には他剤に変更しておきます。

■■■ 慢性播種性カンジダ症（肝脾膿瘍）

　慢性播種性カンジダ症（肝脾膿瘍）では血清アルカリフォスファターゼが高くなり、何ヵ月間も高値が持続します。好中球が回復しているときのCT、腹部超音波、MRI、PET-CTといった検査所見にて、肝臓や脾臓（ときどき腎臓）に多発性の微小膿瘍が確認できます。

　確定診断には生検が必要です。この場合、多発性の肉芽腫がみられ、特殊染色にて酵母がみられます。しかし、採取された肝臓組織の培養検査は通常は陰性です。そのため、培養検査が陰性であるからといって、慢性播種性カンジダ症（肝脾膿瘍）は否定できません。血小板減少で生検ができないことがありますが、臨床症状、検査所見、画像所見によって診断できます。

　初期治療はアムホテリシンBリポソーム製剤（アムビゾーム®）もしくはキャンディン系［ミカファンギン（ファンガード®）およびカスポファンギン（カンサイダス®）］を数週間投与し、その後、フルコナゾール（ジフルカン®）に切り替えます。治療は病変が消失もしくは石灰化するまで継続しますが、通常2～3ヵ月間を要します。早期に治療を中断してしまうと、再燃することが

あります。

慢性播種性カンジダ症（肝脾膿瘍）は好中球減少からの回復のときにみられることから、免疫再構築症候群［既に体内に存在している病原体に対し、回復（再構築）した免疫機能が反応することで、炎症反応が増悪する］であることが示唆されています。実際、適切な抗真菌薬の投与にもかかわらず、高熱が持続する症例にステロイドを投与したところ、全身症状が改善したという報告があります。そのため、慢性播種性カンジダ症（肝脾膿瘍）で発熱が持続する場合にはステロイドを数週間投与します。

もし、化学療法や造血幹細胞移植が必要ならば、慢性播種性カンジダ症（肝脾膿瘍）が存在しているということで延期してはいけません。抗真菌薬を継続しながら、化学療法や造血幹細胞移植を実施します。

カンジダ眼内炎

「カンジダ眼内炎」という用語は「カンジダ脈絡網膜炎（硝子体の感染なし、もしくは軽度)」および「カンジダ眼内炎（硝子体の感染あり)」の両者に用いられています。しかし、脈絡網膜炎であるのか眼内炎であるのかを区別することは治療上重要です。脈絡網膜炎は抗真菌薬の全身投与のみで治療できますが、眼内炎では抗真菌薬に加えて、硝子体切除術やアムホテリシンB（ファンギゾン®）の硝子体への注入が必要となります。

中心静脈カテーテルが挿入されている患者や高カロリー輸液が行われている患者は、必ずカンジダ眼内炎について監視されなければなりません。初期症状は「眼がかすむ」「虫が飛んでいる」などですが、進行してくると「目がみえにくい」「物がゆがんでみえる」などの症状がみられます。早期診断されて治療が適切に行われれば、視力の予後は良好ですが、症状が進行して網膜剥離や増殖性硝子体網膜症を生じると失明することもあります。早期発見と治療が大変重要なので、患者にはカンジダ眼内炎の症状についての啓発をします。また、カンジダ血症を呈したら、必ず眼科医による精査を行います。好中球減少患者では好中球が回復するまで、明らかな眼内炎の症状はみられないので、眼科受診は好中球が回復するまで待ちます。

原因真菌種がフルコナゾール（ジフルカン®）に感受性であれば、フルコナ

ゾールを用います。耐性であれば、アムホテリシンBリポソーム製剤（アムビ
ゾーム®）を用います。投与期間は少なくとも4〜6週間ですが、眼底所見の
改善度をみながら治療を終了するかどうかを決めます。投薬を終了しても、そ
の後6週間は眼底検査を継続します。

潜伏場所と感染経路

　カンジダ属は口腔咽頭、消化管、膣にヒツジの如く、「林」の如く、平和に
生息しています。しかし、「抗菌薬によって正常細菌叢が崩壊して、そこでカ
ンジダ属が増殖する」「宿主の抵抗力が低下してカンジダ属の増殖が許され
る」という状況になると発火し易い状況が作り出されます。そして、「抗がん
剤などで粘膜バリアが破綻する」ことによって、体内に入り込むための侵入口
ができあがると、「発火」してカンジダ血症のような日和見感染症を作り出す
のです。

感染対策上の問題点・重要点

　通常、カンジダ属はヒツジのように何ら悪いことをしません。そのため、カ
ンジダ属を保菌しているからといって、特に何もする必要はありません。もう
少し明確に述べると、喀痰や便を培養したらカンジダ属が検出されたというこ
とで治療をしてはいけないのです。

　「風林火山」の戦略の中で、カンジダ属は「林火山」を採用しているという
ことは既に述べました。彼らは口腔、腸管、膣の粘膜にいつの間にか住み着い
て、「林」のように潜んでいます。そのため、ヒトはカンジダ属と共生してい
るという前提で感染対策をすることになります。すなわち、「火」が点火され
たら迅速に対応し、そして「山」にさせないようにするのです。

　すべてのヒトがカンジダ属を持っているからといって、他のヒトから別のカ
ンジダ属をさらに受け取ることは避けるべきです。そのため、医療従事者は手
指衛生を徹底することが大切です。また、カンジダ属で汚染された器具の使い
回しをしないことも大切です。例えば、幼児での鵞口瘡の予防と再感染を防ぐ
ためには、幼児の口に入れる器具の滅菌や除菌を行います。哺乳瓶の乳首およ
びおしゃぶりを再利用するならば使用後に沸騰加熱をします。

Step 1 知っておきましょう 真菌のあれこれ

Column カンジダ・オーリス（*Candida auris*）

　米国疾病予防管理センター（CDC）が新興病原体としてカンジダ・オーリス（*Candida auris*）について報告をしました[1]。*C. auris* は2009年に日本の患者の外耳道の滲出液から初めて分離された真菌ですが[2]、現在はカンボジア、インド、イスラエル、ケニア、クウェート、パキスタン、南アフリカ、韓国、ベネズエラ、英国、米国などからも報告されています。*C. auris* が問題となっている理由は3つあります。

❶ **多剤耐性のことがある**：複数の分離菌が多剤耐性であり、その一部では主要3系統の抗真菌薬のすべてにおいて最小発育阻止濃度（MIC）が増加していた。これは、他のカンジダ属にはみられない特徴である。

❷ **同定することが難しい**：同定には特別な方法が必要である。通常の生化学法を用いると、他の真菌と誤って同定されることが多い。その場合、カンジダ・ハエムロニイ（*Candida haemulonii*）と誤ることが多いが、カンジダ・ファマータ（*Candida famata*）、サッカロマイセス・セレビシエ（*Saccharomyces cerevisiae*）、ロードトルラ・グルチニス（*Rhodotorula glutinis*）のこともある。

❸ **院内感染を引き起こすことがある**：院内での伝播はカルバペネム耐性腸内細菌科細菌のような耐性細菌ではしばしばみられるが、通常はカンジダ属ではみられない。*C. auris* では院内伝播の報告がある。

　C. auris が侵襲性カンジダ症を引き起こすのは、他のカンジダ属と同様に重篤な基礎疾患を持つ患者です。米国の報告では血液悪性腫瘍、骨髄移植、完全静脈栄養と大量コルチコステロイドを必要とした短腸症候群などの患者でした。血流感染を呈した患者では全員が中心静脈カテーテルを留置していました。耐性についてはフルコナゾール耐性であったり、アムホテリシンB耐性であったりしますが、3系統の抗真菌薬すべてに耐性の分離菌はありませんでした（ただし、MICが増加した分離菌はありました）。

　患者の病室の環境培養を実施したところ、マットレス、ベッドサイドテーブル、ベッドレール、椅子、窓台から *C. auris* が検出され、環境を介した伝播の可能性が示唆されました。しかし、次亜塩素酸ナトリウム溶液および紫外線で清掃した後は検出されなかったので、患者の退室時の環境消毒は有効です。

　感染対策としては、急性期病院では標準予防策および接触予防策が必要です。長期療養型施設でも標準予防策は必要ですが、接触予防策を実施するかどうかは患者の状況や伝播の危険性を考慮して判断することになります。

参考文献
1) CDC：Investigation of the first seven reported cases of *Candida auris*, a globally emerging invasive, multidrug-resistant fungus — United States, May 2013–August 2016
http://www.cdc.gov/mmwr/volumes/65/wr/pdfs/mm6544e1.pdf
2) Satoh K et al：*Candida auris* sp. nov., a novel ascomycetous yeast isolated from the external ear canal of an inpatient in a Japanese hospital. Microbiol Immunol 53：41–44, 2009

クリプトコックス属

性質

　クリプトコックス属には「自然界に広く分布し、土壌中にも存在する」「トリ（特にハト）の糞中に高率に存在する」「病原性は弱く、日和見感染症を引き起こす」「肺から侵入する」「中枢神経系が好き」といった特徴があります。その振る舞いを風林火山で解説すると、「風」に乗ってヒトの気道から肺に侵入し、「林」のように肺に潜伏感染します。侵掠すること「火」の如くといっても、ちょろちょろ火で中枢神経系をゆっくりと侵略します。そして、キャンディン系には「山」の如くビクともしません。すなわち、クリプトコックス属にはミカファンギン（ファンガード®）やカスポファンギン（カンサイダス®）は全く効かないのです。

　それでは、クリプトコックス属を動物に例えてみましょう。この場合、「スズメ（雀）」がよいかもしれません。空気中に浮遊している病原体をヒトが吸い込むことによって感染します。スズメも空を飛んでいます。ほとんどの人々がクリプトコックス属に日常的に遭遇しているのですが、
何ら症状を呈しません。スズメも日常的に遭遇する動物ですが、遭遇しても何ら気になりません（最近はなぜかスズメの数が減っていますね！）。

　我々は日常生活ではクリプトコックス属を全く気にしていませんが、抵抗力が低下すると、肺や中枢神経系に侵入して感染症を呈することがあります。免疫が正常なときには気にならなくても、抵抗力が低下したときには悪いことをするのです。スズメも日常生活では気にならなくても、ときによって害鳥になることがあります。スズメの主食はイネ科の雑草の種や昆虫などですが、スズメが大繁殖すると作物を荒すので、昔は日本でも各地で「スズメ狩り」が行われていました。

　クリプトコックス属をスズメに例えるくらいならば、ハト（鳩）に例えればよいのではないか、と思われる人もいるかもしれません。クリプトコックス属はハトの糞から容易に検出されるからです。しかし、ハトがクリプトコックス症に罹患することはないので、敢えてスズメに例えました。

Step 1 知っておきましょう 真菌のあれこれ

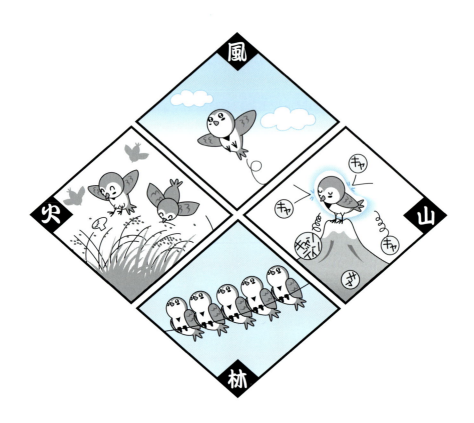

> **Column ハトとクリプトコックス症**
>
> 「ハト＝クリプトコックス症」というイメージを持っている人は多いかと思います。確かに、ハトは腸管にクリプトコックス属を持つことができますが、ハトがクリプトコックス症を罹患することはありません。ハトの高い体温（40℃以上）によってハトの体内では増殖が抑制されているからであろうと推測されています。

発症する疾患と症状

クリプトコックス属が「火」を着火するのは免疫不全患者の「肺」と「脳」と思ってください。

クリプトコックス症はクリプトコックス・ネオフォルマンス（*Cryptococcus neoformans*）による感染症であり、免疫不全患者で多くみられます。クリプトコックス症の患者の大多数が下記の１つによる免疫不全です。臨床的に問題となるのは肺クリプトコックス症とクリプトコックス脳髄膜炎です。

- AIDS
- 臓器移植
- 悪性疾患
- ステロイドの長期治療
- サルコイドーシス

肺クリプトコックス症

クリプトコックス属を肺に吸い込むことによって感染します。免疫が正常であれば、ほとんどが無症状です。ときどき、症状（発熱や咳嗽）がみられる人もいますが、軽度で自然に改善してゆきます。肺クリプトコックス症が治癒するのか全身に播種してゆくのかの重要な決定因子は免疫状態です。

多くの人々がクリプトコックス属に日常的に曝露しています。潜伏感染することもあります。そして、宿主の免疫が低下すると、活動性感染が引き起こされることがあるのです。実際、免疫不全患者での肺クリプトコックス症のほとんどは潜伏感染の再活性化によるものです。もちろん、新しい株による初感染のこともあります。

クリプトコックス脳髄膜炎

クリプトコックス脳髄膜炎は最も多いクリプトコックス症の症状です。「髄膜炎」ではなく、「脳髄膜炎」といわれるのは、ほとんどの症例で脳実質が巻き込まれているからです。

まず、クリプトコックス属が肺に吸い込まれることによって感染します。そして、血行性に播種して、中枢神経系に入り込みます。髄液は増殖に有利な培養液となっています。症状としては、頭痛、活力低下、人格変化、記憶力低下

が2～4週間かけてみられます。数日で症状が急速に出現することもあります。約50%の患者で発熱します。クリプトコックス脳髄膜炎のほとんどが免疫不全患者（エイズ患者など）です。

クリプトコックス脳髄膜炎では症状が亜急性であったり、非特異的であるため、診断は難しいといえます。そのため、免疫不全患者に発熱、頭痛、中枢神経系症状がみられたらクリプトコックス脳髄膜炎を疑うべきです。亜急性～慢性髄膜炎を呈する正常免疫の人でも疑うべきです。健常者でもクリプトコックス脳髄膜炎に罹患することがあるからです。この場合は症状がみられないか、軽度で徐々に進行します。そのため、性格の変化によって家族に気付かれて受診することがあります。

真菌症の診断と治療

肺クリプトコックス症

正常免疫の人の肺クリプトコックス症の診断は喀痰の培養によって実施されます。血清の莢膜グルクロノキシロマンナン抗原も参考にします。この検査は免疫不全患者の肺クリプトコックス症では陽性になることが多いですが、正常免疫の人での感度はよくありません。

肺クリプトコックス症の肺陰影は様々（浸潤影～融合傾向のある結節影）です。陰影が大きければ（長径が2cm以上）ならば莢膜グルクロノキシロマンナン抗原が陽性となりますが、病変が小さければ陰性となることがあります。莢膜グルクロノキシロマンナン抗原が陽性ならばクリプトコックス症を疑いますが、トリコスポロン属（土壌、動物の糞にみられる酵母状真菌であり、ヒトの正常細菌叢でもみられる。免疫不全患者で侵襲性感染症を引き起こす）でも陽性となることがあるので注意します。肺クリプトコックス症ではβ-D-グルカンは陰性です。

肺クリプトコックス症の治療では、フルコナゾール（ジフルカン®）を基礎疾患がなければ3ヵ月間、基礎疾患があれば6ヵ月間継続投与します。フルコナゾールが無効ならばボリコナゾール（ブイフェンド®）やアムホテリシンBリポソーム製剤（アムビゾーム®）で治療します。肺クリプトコックス症が確認されたら、中枢神経系の病変の有無も確認します。クリプトコックス属は中

枢神経系を好む真菌だからです。

クリプトコックス脳髄膜炎

クリプトコックス脳髄膜炎の確定診断のためには腰椎穿刺が必須です。正常免疫の人に神経学的症状のある場合、血清の莢膜グルクロノキシロマンナン抗原が高値ならば腰椎穿刺を実施します。免疫不全患者が肺クリプトコックス症を合併すれば、神経学的症状がなくても腰椎穿刺を実施します。

クリプトコックス脳髄膜炎では、髄液検査の初圧はかなり高いのが一般的です。神経学的巣症状、乳頭浮腫、記憶力低下などがあれば、画像検査の結果が得られるまで穿刺を待ちます。腰椎穿刺をしたら、初圧を測定し、髄液を墨汁染色で観察します。墨汁染色によって髄液の中に莢膜で包まれた酵母状真菌がみられたら、クリプトコックス脳髄膜炎と診断できます。この病原体はグラム染色での染まりが悪いのでグラム染色では不十分です。肺クリプトコックス症の患者の髄液で、莢膜グルクロノキシロマンナン抗原が陽性であることによってクリプトコックス脳髄膜炎がみつかることもあります。逆に、莢膜グルクロノキシロマンナン抗原は感度が優れているので、陰性であれば、クリプトコックス脳髄膜炎を否定できます。治療では「アムホテリシンＢリポソーム製剤（アムビゾーム®）（４週間以上）＋フルシトシン（アンコチル®）内服（２週間）」を用います。その後、フルコナゾール（ジフルカン®）を長期内服します。髄液圧が高い場合には初圧が20cmH$_2$O未満になるまで、ドレナージを繰り返します。

潜伏場所と感染経路

クリプトコックス属は世界中の土壌でみられ、トリ（特にハトとニワトリ）の多い地域でよくみられます。この病原体はハト小屋や腐敗した野菜からも分離され、乾燥状態でも感染性を長期間維持しています。すなわち、「林」のようにジッと土壌、トリ糞、腐敗野菜などに潜んでいて、虎視眈々とヒトを狙っているのです。そして、「風」戦略として、粉塵に乗って空気中を舞い、それをヒトが吸入することによって、肺に到達して、定着・増殖します。「火」については、免疫不全患者をターゲットとしていますが、大量の病原体を吸い込むと健常者でも肺病変がみられることがあります。

Step 1 知っておきましょう 真菌のあれこれ

感染対策上の問題点・重要点

　クリプトコックス属はトリの堆積糞で増殖し、それが粉塵となり空気中を漂っているときに、その区域に立ち入ったヒトによって吸い込まれて感染します。そのため、トリの糞の多い区域には免疫不全患者は近付かないようにします。つまり、「君子危うきに近寄らず」ということです。また、トリの堆積糞を掃除によって除去することも大切です。

　最近は余りみかけなくなりましたが、過去には病院の周囲にハトが飛びかっていた時期がありました。入院患者や職員がハトに餌をやっていたため、ハトが集まったのです。しかし、ハトの集積は堆積糞を作り出すことになり、また、入院患者は抵抗力が低下していることが多いので、防鳥ネットなどによってハトが集まらないようにすることが大切です。

　クリプトコックス属は環境から伝播するのであって、ヒトからヒトに伝播することはありません。そのため、クリプトコックス症の患者は隔離する必要はなく、標準予防策にてケアします。

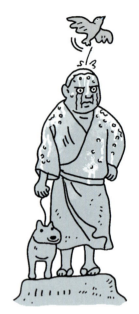

ニューモシスティス属

性質

　過去にはニューモシスティスは原生動物と思われていた時期がありました。しかし、リボゾームRNAおよびその他の遺伝子配列の相同性、細胞壁の組成、主要酵素の構造に基づいて、現在は真菌として認識されています。しかし、「真菌培養にて増殖しない」「抗寄生虫薬に反応する」「エルゴステロールではなくコレステロールを含む細胞壁を持つ」ということから、非典型的な真菌といえます。

ヒトに感染するニューモシスティス属の名前にも変更があり、ニューモシスティス・カリニ（*Pneumocystis carinii*）からニューモシスティス・イロベジー（*Pneumocystis jirovecii*）に変更されました。これはラットに感染するニューモシスティス属と区別するために行われたものです。すなわち、ヒトに感染するのがニューモシスティス・イロベジー（*P. jirovecii*）、ラットに感染するのがニューモシスティス・カリニ（*P. carinii*）ということになります。

　このような名前の変更によって、1つの問題が発生しました。それは、「P̓C̓P̓」です。これまで、ニューモシスティス・カリニ肺炎（*P̓neumocystis c̓arinii P̓neumonia*）の略語として用いられていたのが、ニューモシスティス・イロベジー（*P. jirovecii*）への変更によって利用できなくなるということです。しかし、これは上手く解決されました。「ニューモシスティス肺炎（*P̓neumocystis P̓neumonia*）」の略語として、「P̓C̓P̓」を利用し続けることができたのです。

　ニューモシスティス・イロベジー（*P. jirovecii*）の振る舞いを風林火山で解説してみましょう。まず、「風」戦略は採用されています。ニューモシスティス・イロベジー（*P. jirovecii*）は空気感染する病原体です。「林」としてはどうでしょう。正常免疫の人が感染しても無症状ですが、肺で保菌され、免疫不全患者への感染源となっています。正常免疫の人の中で「林」のようにジッとしているのです。「火」については、ニューモシスティス肺炎を引き起こします。「山」については、ニューモシスティス・イロベジー（*P. jirovecii*）には抗真菌薬は無効です。ST合剤［スルファメトキサゾール・トリメトプリム（バクタ®）］で治療する必要があります。

　ニューモシスティス・イロベジー（*P. jirovecii*）を動物に例えたらどうなるのでしょうか？　「フクロウ」が適切かもしれません。この病原体は空気感染することから、トリの中から例えの動物を選ぶ必要があります。ヒトからヒトに伝播する病原体ですが、抵抗力の低下した人がニューモシスティス肺炎に罹患したとき、誰から、いつ、どこで感染したのかはわからないことがほとんどです。これはフクロウが木の枝で待ち伏せて音もなく飛び、獲物に飛び掛かることに似ています。フクロウは通常は物静かな気質であり、ヒトには攻撃的ではありませ

Step 1　知っておきましょう　真菌のあれこれ

んが、繁殖期には雛を守るため巣に近付くヒトに対して攻撃的になります。この 2 面性もニューモシスティス・イロベジー（*P. jirovecii*）に似ています。ヒト免疫不全ウイルス（HIV）感染者／エイズ患者と HIV 非感染者（がん患者など）では異なる臨床経過を辿るからです。HIV 感染者／エイズ患者では数週間の発熱と咳嗽が症状といったゆっくりとした経過をとりますが、HIV 非感染者では急速に肺を侵します。ニューモシスティス・イロベジー（*P. jirovecii*）が免疫不全患者でニューモシスティス肺炎を発症させるといっても、HIV 感染者／エイズ患者と HIV 非感染者では、全く別の病原体ではないかと思ってしまうような経過の違いをみせるのです。

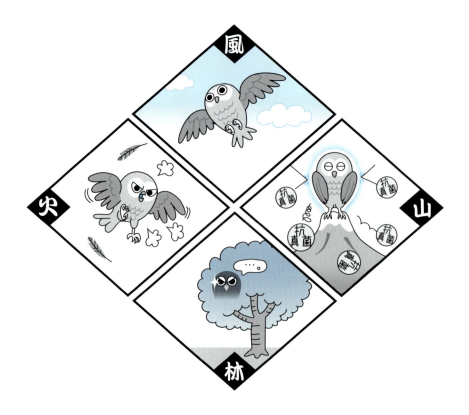

発症する疾患と症状

ニューモシスティス・イロベジー（*P. jirovecii*）が「火」を放ったときはどうなるのでしょうか？　それは「ニューモシスティス肺炎」です。症状としては労作時呼吸困難、発熱、乾性咳嗽がみられます。胸膜性の胸痛を伴う急速な呼吸困難がみられたら気胸を疑います。ニューモシ

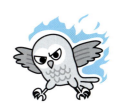

スティス肺炎は抵抗力が低下している人で発症する感染症であり、正常免疫の人ではみられません。特に、CD 4 細胞数が200/mL以下のHIV感染者／エイズ患者がニューモシスティス肺炎の最高リスクといえます。造血幹細胞移植および固形臓器移植のレシピエント、がん患者（特に血液がん）、ステロイド、化学療法薬剤、その他の免疫抑制薬が投与されている患者もニューモシスティス肺炎のリスクがあります。

ただ、興味深いことに、「火」には 2 通りの燃え方があります。「ちょろちょろ火」と「猛火」です。前者はHIV感染者／エイズ患者でみられるニューモシスティス肺炎です。そして、後者は移植患者やがん患者のような免疫不全の患者です。既に述べたように、HIV感染者／エイズ患者のニューモシスティス肺炎では病状は緩やかに進行しますが、HIV非感染者では発熱と乾性咳嗽を伴う呼吸不全が急激にみられます。すなわち、HIV感染者／エイズ患者の方がHIV非感染者よりも経過が緩やかなのです。

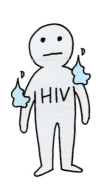
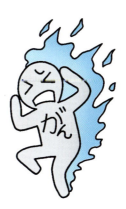

Step 1 知っておきましょう 真菌のあれこれ

　どうして、火の燃え方が違うのでしょうか？　HIV 感染者／エイズ患者で
は肺内におけるニューモシスティス・イロベジー（*P. jirovecii*）の数は多いけ
れども、好中球は少ないからです。すなわち、炎症細胞が少ないため、臨床症
状が軽いのです。一方、HIV 非感染者では肺内におけるニューモシスティス・
イロベジー（*P. jirovecii*）は少ないけれども、好中球は多いのです。炎症細胞
が多いため、低酸素血症となり予後不良なのです。「肺内の病原体の数」より
も「肺内の炎症細胞の数」の方が呼吸障害や死亡に関連するのです。

真菌症の診断と治療

　免疫不全かつ ST 合剤 ［スルファメトキサゾール・トリメトプリム（バクタ®）］
が投与されていない患者に肺炎がみられたら、ニューモシスティス肺炎を疑い
ます。胸部レントゲンでは、斑状の間質性陰影が両肺にみられます。大葉性や
空洞パターンのこともあります。一般的に、誘導喀痰もしくは気管支肺胞洗浄
液の顕微鏡検査が行われます。この場合、HIV 感染者／エイズ患者では病原
体の量が多いので、他の免疫不全患者よりも診断力が高いです。誘導喀痰もし
くは気管支肺胞洗浄液でのニューモシスティス DNA の遺伝子検査も診断に有
用です。ニューモシスティス属は培養ができません。β–D–グルカンはニュー
モシスティス属を含む真菌の細胞壁の主要構成成分です。そのため、ニューモ
システィス肺炎の診断にも用いることができます。

　ニューモシスティス肺炎の治療では ST 合剤が第一選択薬です。ST 合剤が
使用できない軽度〜中等度のニューモシスティス肺炎ではアトバコン（サムチ
レール®）を用い、重度の場合には静注用ペンタミジン（ベナンバックス®）を
用います。治療期間は HIV 非感染者では14日間です。この場合、治療 7 日目
までに臨床的な改善を示します。一方、HIV 感染者／エイズ患者では病原体
の量が多く、治療の反応も遅いので、14日間の治療期間では再燃する危険性が
高いことが知られています。そのため、21日間の治療が必要です。

　HIV 感染者／エイズ患者での中等度〜重度のニューモシスティス肺炎では
ステロイドを併用します。さもなければ、治療開始から 2 〜 3 日間で増悪する
ことがあるからです。これは病原体が死滅することによって引き起こされる炎
症反応によるものと考えられています。一方、HIV 非感染者でのステロイド

併用には明らかな有効性のエビデンスはありません。そのため、HIV 非感染者にステロイドをルーチンに使用することはありません。ただし、中等度〜重度のニューモシスティス肺炎では HIV 非感染者であってもステロイドの併用を考えます。

● 潜伏場所と感染経路

　ニューモシスティス・イロベジー（P. jirovecii）をフクロウに例えたのですが、これは実に上手い例えと思います。通院している血液がん患者が、突然、発熱と低酸素血症を呈してニューモシスティス肺炎が確認されることがあります。しかし、誰から、いつ、どこで感染したのかはわかりません。ニューモシスティス・イロベジー（P. jirovecii）は夜のフクロウのように気付かれないように獲物をしとめるのです。

　従来、ニューモシスティス・イロベジー（P. jirovecii）は幼児期に感染して潜伏感染し、免疫不全になったときに発症すると信じられていました。最近は、一過性に感染するものの宿主の免疫によって消失し、これが繰り返されているうちに、免疫不全となった時期に感染したニューモシスティス・イロベジー（P. jirovecii）がニューモシスティス肺炎を発症させる、と考えられるようになっています。実際、生誕地から離れた場所に住んでいる人がニューモシスティス肺炎を発症した場合、そのニューモシスティス・イロベジー（P. jirovecii）は生誕地由来ではなく、住居地由来であることが知られています。

　ニューモシスティス肺炎は周産期に HIV に感染した幼児で発生していることから、誕生後早期に感染することが推測されます（75％ の人々が 4 歳までに感染しています）。また、ニューモシスティス・イロベジー（P. jirovecii）の DNA が軽度の呼吸器感染を呈している幼児の鼻咽頭から検出されたこ

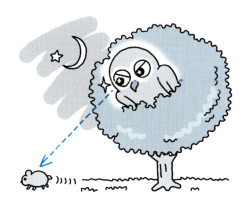

とから、幼児は市中のニューモシスティス・イロベジー（*P. jirovecii*）の保存庫かもしれません。健康成人の0～20%が保菌しているという報告もあります。すなわち、ニューモシスティス・イロベジー（*P. jirovecii*）は免疫不全患者の周囲にいる健常者の肺に「林」のように静かに潜んでいて、「風」戦略としての空気感染によってヒト-ヒト感染するのです。もちろん、ニューモシスティス肺炎患者も重要な感染源となっています。実際、医療施設において、ニューモシスティス肺炎患者の病室の空気からはニューモシスティス・イロベジー（*P. jirovecii*）の核酸が検出されたけれども、入室していない病室からは検出されなかったとする報告や、ニューモシスティス肺炎患者に直接接触した人にニューモシスティス・イロベジー（*P. jirovecii*）が空気感染したことをPCR（Polymerase Chain Reaction）法にて示した報告があります。

感染対策上の問題点・重要点

　ニューモシスティス・イロベジー（*P. jirovecii*）は夜のフクロウのように気付かれないように免疫不全の人々を襲います。そのため、防鳥ネットなどによってフクロウの接近を防がなくてはなりません。それは、ST合剤［スルファメトキサゾール・トリメトプリム（バクタ®）］による予防投与です。ST合剤の予防投与下でのニューモシスティス肺炎は稀です。

　それでは、ニューモシスティス肺炎の患者にはどのような感染対策をするのでしょうか？　空気感染するから空気予防策でしょうか？　基本的に、標準予防策にて対応します。ただし、「免疫不全の患者との同室は避ける」という条件付きです。ST合剤の予防投与がされていない免疫不全患者がニューモシスティス肺炎患者と接触することを避けるのが望ましいのです。

　ST合剤はHIV非感染者では耐えることができるけれども、HIV感染者／エイズ患者ではアレルギー症状（発熱や発疹）が出現することが多いので、注意が必要です。この場合の代替治療薬としては、アトバコン（サムチレール®）やペンタミジン（ベナンバックス®）が用いられています。

2 菌糸状真菌

アスペルギルス属

性質

　アスペルギルス属の振る舞いを「風林火山」で解説しましょう。まず、「風」戦略ですが、これはアスペルギルス属が最も得意とする戦略です。アスペルギルス属は菌糸の先端や側方に胞子を形成します。胞子は空気中に浮遊し、空気流の中を無期限に漂って感染源から遠方に到達できます。それをヒトが吸い込むことによって肺や副鼻腔に到達するのです。そして「林」のようにジッとしていて、宿主が造血幹細胞移植のような厳しい免疫不全になったときに、「火」のように侵襲性肺アスペルギルス症などの感染症を引き起こすのです。もちろん、アスペルギローマのように慢性の経過を辿ることもあります。「山」についてはアスペルギルス属は病院で頻用されているフルコナゾール（ジフルカン®）に耐性です。

　アスペルギルス属を動物に例えるとどうなるのでしょうか？　「ハゲワシ」がよいかもしれません。ハゲワシはアフリカとユーラシア大陸に住んでいる肉食の鳥です。主に死んだり、死にかかっている大型動物を食べます。元気な動物を食べることはありません。アスペルギルス属も同様です。免疫が正常であるならば、アスペルギルス属はヒトには手を出しません。そして、ヒトが厳

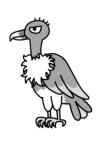

しい免疫不全に陥ったところで、感染症を引き起こすのです。ハゲワシは内臓よりも、肉付きのよい部分を好みます。アスペルギルス属も血管内への浸潤を好む傾向にあります。血管に浸潤するため、複数の臓器に虚血壊死がみられるのです。

　アスペルギルス属には100種ほどありますが、病原菌種としてはアスペルギルス・フミガータス（*Aspergillus fumigatus*）が最も多く、その他にはアスペルギルス・フラバス（*Aspergillus flavus*）やアスペルギルス・テレウス（*Aspergillus terreus*）などがあります。

Step1 知っておきましょう 真菌のあれこれ

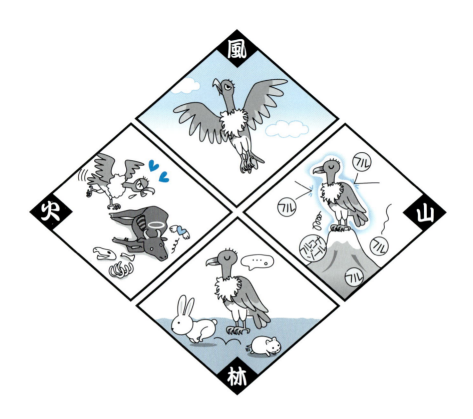

発症する疾患と症状

アスペルギルス属が「火」を着火するのは免疫不全患者の「肺」と「副鼻腔」と思ってください。肺アスペルギルス症では、宿主の抵抗力のレベルによって様々な病態を呈しますが、侵襲性肺アスペルギルス症と慢性肺アスペルギルス症の2つに分けると考え易いと思います。侵襲性か慢性かについては、罹患期間が3ヵ月間以上か否かで判断します。

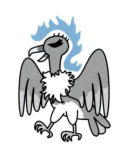

侵襲性肺アスペルギルス症

免疫不全患者がアスペルギルス胞子を吸入すると、肺組織に浸潤して肺炎となります。引き続いて、血流を介して拡散し、複数の深部臓器が巻き込まれます。アスペルギルス属に対する宿主の抵抗力にはマクロファージと好中球が関連します。肺胞のマクロファージは胞子の発芽を抑制することによって、発症を防ぎます。発芽して菌糸が肺組織に侵入した後は、好中球が菌糸に障害を与えます。従って、マクロファージの機能を低下させる免疫抑制薬（シクロスポリンやタクロリムスなど）の投与、および長期間の厳しい好中球減少（$500/\mu$L 未満が2週間以上継続する）は侵襲性肺アスペルギルス症のリスク因子となるのです。

侵襲性肺アスペルギルス症の症状は発熱、胸痛、息切れ、咳嗽、血痰です。アスペルギルス属は血管侵襲性であり、複数の臓器（皮膚、脳、眼、肝臓、腎臓など）に播種します。播種すると予後は不良です。

侵襲性肺アスペルギルス症を最も発症し易い状況は造血幹細胞移植患者です。このような患者ではアウトブレイクが発生することもあります。その他のハイリスクな状況は固形臓器移植（心臓、腎臓、肝臓、肺）患者です。しかし、その発生数は造血幹細胞移植患者より少ないのです。侵襲性肺アスペルギルス症の死亡率は極めて高く、同種造血幹細胞移植患者では94% もの死亡率が報告されています。再生不良性貧血や白血病の患者では13〜80%、HIV 感染者／エイズ患者では80% 以上、固形臓器移植患者では68〜100% の死亡率が報告されています。

慢性肺アスペルギルス症

最近、慢性肺アスペルギルス症がすっきりと整理されて、とてもわかり易いものになりました。これまでの慢性肺アスペルギルス症のイメージには「最も安定している単純性肺アスペルギローマ」と「侵襲性肺アスペルギルス症の一歩手前の慢性壊死性肺アスペルギルス症」があり、その間に「慢性空洞性肺アスペルギルス症」と「慢性線維性肺アスペルギルス症」があるというものでした。しかし、臨床的に空洞性・線維性・壊死性を鑑別することは困難であり、治療もほぼ同一であるため、空洞性・線維性・壊死性肺アスペルギルス症を「慢性進行性肺アスペルギルス症」と一括して呼ぶようになったのです（図1）。

Step 1 知っておきましょう 真菌のあれこれ

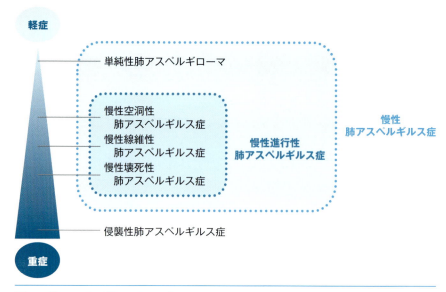

図1 肺アスペルギルス症の分類

● 単純性肺アスペルギローマ

単一の肺空洞内に菌球がみられる状況を「単純性肺アスペルギローマ」といいます。菌球は菌糸、フィブリン、粘液、細胞破片からなります。菌球はアスペルギルス属が保菌されていた肺空洞から発生し、肺結核後遺症の一つとしてよくみられます。肺化膿症・サルコイドーシス・がん性空洞などにも続発することがあります。複数の空洞の中に菌球がみられる場合は「慢性空洞性肺アスペルギルス症」になるので、「慢性進行性肺アスペルギルス症」に分類されます。

● 慢性進行性肺アスペルギルス症

慢性進行性肺アスペルギルス症は「慢性空洞性肺アスペルギルス症」「慢性線維性肺アスペルギルス症」「慢性壊死性肺アスペルギルス症」を統合した疾患です。これらは画像所見によって特徴付けられており、宿主の免疫低下の程度と関連しています。

「慢性空洞性肺アスペルギルス症」は複数の肺空洞が数ヵ月間かけて形成・拡大してゆく疾患であり、正常免疫の患者でみられます。患者のほとんどがア

スペルギルス IgG 抗体を血中に持っています。「慢性線維性肺アスペルギルス症」は慢性空洞性肺アスペルギルス症の末期状態です。そこでは「破壊された肺（destroyed lung）」と呼ばれるような著明かつ広範な線維化がみられます。「慢性壊死性肺アスペルギルス症」は免疫が幾分低下している患者でみられます。慢性空洞性肺アスペルギルス症に比較して罹患期間が短く（数ヵ月間ではなく数週間）、組織への菌糸の浸潤がみられます。血清の細胞壁ガラクトマンナン抗原もしくはアスペルギルス IgG 抗体が陽性です。この疾患は侵襲性肺アスペルギルスがゆっくりと進行するような臨床経過を辿るので、「亜急性侵襲性肺アスペルギルス」ともいうべき疾患といえます。

■■■ 副鼻腔のアスペルギルス症

　アスペルギルス属は副鼻腔ではムーコル症に似た動きをします。症状は鼻閉、発熱、顔面および眼周囲の疼痛が多く、眼窩が巻き込まれると視力障害、眼球突出、結膜浮腫がみられます。感染は血管系および脳に局所的に波及し、海綿静脈洞血栓症や中枢神経系の症状がみられるようになります。アスペルギルス症は好中球減少患者でみられ、ムーコル症は糖尿病患者でみられる傾向にあります。

● 真菌症の診断と治療

■■■ 侵襲性肺アスペルギルス症

　造血幹細胞移植や急性骨髄性白血病の化学療法などによって著明な好中球減少（500 μL/ 未満）となっている患者において、発熱、咳嗽、血痰、呼吸困難、胸膜痛がみられたら侵襲性肺アスペルギルス症を疑います。この場合、胸部 CT 検査を実施します。胸部 CT 検査では宿主の免疫状態により多発性結節、浸潤影、胸膜面を底辺とする楔状影などの多彩な画像がみられます。特に、感染初期の halo sign が有名です。これは結節周囲のすりガラス影で、出血を反映しています。ただし、halo sign は様々な疾患でもみられるので、これが確認されたということで侵襲性肺アスペルギルス症と診断することはできません。回復期には三日月型の透亮像である air crescent sign がみられることがあります。

Step 1　知っておきましょう　真菌のあれこれ

　侵襲性肺アスペルギルス症を疑った場合は、まず非侵襲的な検査を開始します。細胞壁ガラクトマンナン抗原やβ-D-グルカンといった血清学的検査と、喀痰の真菌染色（パパニコロウ染色やグロコット染色）と培養検査です。これらの方法で診断できなければ、侵襲的な検査を考慮します。それには気管支鏡検査と気管支肺胞洗浄検査、経気管支生検、CTガイド下での経胸壁針生検などがあります。気管支肺胞洗浄検査を実施したら、細胞壁ガラクトマンナン抗原も検査します。ただし、このような侵襲的検査には出血や他の合併症の危険性があるので、すべての患者に実施することはできません。従って、侵襲性肺アスペルギルス症のリスク因子があり、臨床的にも画像的にも疑う患者では、呼吸器検体でのアスペルギルス属の培養や菌糸の確認で治療を開始しても構いません。

　侵襲性肺アスペルギルス症の治療では免疫抑制状態の改善が重要であり、抗真菌薬は一時的な手段に過ぎません。第一選択薬はボリコナゾール（ブイフェンド®）です。Halo sign陽性の時点で治療を開始すると予後は良好です。状態が安定したら内服に切り換えます。ボリコナゾールが耐えられなければアムホテリシンBリポソーム製剤（アムビゾーム®）を用います。副鼻腔に病変のある場合には、ムーコル症が否定されるまではアムホテリシンBリポソーム製剤を使用します。

　アスペルギルス・テレウス（*A. terreus*）が原因真菌種であった場合はアムホテリシンB（ファンギゾン®）に耐性なので、ボリコナゾールを用います。ボリコナゾールやアムホテリシンBリポソーム製剤に反応しなければキャンディン系［ミカファンギン（ファンガード®）およびカスポファンギン（カンサイダス®）］を併用します。治療期間は経過が良好であっても、最低6〜12週間は必要です。

慢性肺アスペルギルス症

　慢性肺アスペルギルス症は「倦怠感・体重減少がある」＋「片肺もしくは両肺に1つ以上の空洞がある」＋「結核が否定されている」＋「血清のアスペルギルスIgG抗体が陽性である」の場合に診断されます。通常、細胞壁ガラクトマンナン抗原は陰性であり、β-D-グルカンは陽性です。肺からアスペルギルス属が培養されることもありますが、アスペルギルスIgGが陰性の場合は、

培養されただけでは慢性肺アスペルギルス症の診断根拠としては不十分です。真菌培養が陰性の患者には真菌および抗酸菌検査のために、また、悪性疾患の除外のために、気管支鏡検査を実施します。これによって、細菌や抗酸菌が同時に確認されることがあります。

「単純性肺アスペルギローマ」は単一の肺空洞の中に円形の塊が画像上確認されます。通常は喀痰培養でアスペルギルス属が確認されたり、血清のアスペルギルス IgG 抗体が陽性となったりします。この疾患は何ヵ月間も変化がなく、症状が軽く、炎症反応が乏しいという特徴があります。

そして、患者の免疫状態、画像所見、症状によって「慢性空洞性肺アスペルギルス症」（画像所見で複数の空洞があり、発熱、体重減少、倦怠感、咳嗽、喀痰、血痰、息切れが 3 ヵ月間以上続く）⇒「慢性線維性肺アスペルギルス症」（病変隣接部分に相当な線維化がみられ、呼吸機能がかなり低下している）⇒「慢性壊死性肺アスペルギルス症」（免疫不全患者にみられる、数週間単位で増悪する）といった段階がありますが、既に述べたように、これらを一括して「慢性進行性肺アスペルギルス症」と呼びます。

慢性肺アスペルギルス症の治療方針ですが、単純性肺アスペルギローマでは生命を脅かす血痰の予防に向けられたものとなります。抗真菌薬の有効性は低いので、治療が必要な場合は外科的デブリードメンが第一選択となります。手術できなければ内科的治療としてボリコナゾール（ブイフェンド®）あるいはキャンディン系［ミカファンギン（ファンガード®）およびカスポファンギン（カンサイダス®）］を使用します。慢性進行性肺アスペルギルス症についてはボリコナゾールもしくはキャンディン系を症状が軽快するまで 2 週間以上投与し、その後はボリコナゾールもしくはイトラコナゾール（イトリゾール®）を 6 ヵ月間以上内服します。

■ 副鼻腔のアスペルギルス症

副鼻腔のアスペルギルス症はムーコル症との鑑別が大切です。画像検査として MRI や CT を実施し、診断を確定するためには生検が必要です。複数回の生検が必要なこともあります。治療にはボリコナゾール（ブイフェンド®）もしくはアムホテリシン B リポソーム製剤（アムビゾーム®）を用い、それを好

中球減少が回復し、病巣部の組織が再生してから、さらに 3 週間継続します。

ただし、ムーコル症が否定できなければアムホテリシンBリポソーム製剤を使用します。

● 潜伏場所と感染経路

アスペルギルス属はヒトが住む環境の至る所（土壌、空気、水、埃、環境の水平表面、食物、腐った植物、観葉植物など）に「林」のようにジッと潜んでいます。そして、「風」戦略のために、胞子を大量に作り上げます。胞子は小さくて軽いので、空気を介して移動できます。それをヒトが肺や鼻腔に吸い込み、肺アスペルギルス症や副鼻腔のアスペルギルス症を発症させるのです。

● 感染対策上の問題点・重要点

アスペルギルス属は環境の至る所に「林」のように静かに潜んでいます。環境の1ヵ所の培養をして、そこでアスペルギルス属をみつけ出しても、そこが感染源であるとはいえません。至る所に潜んでいるので、別の区域が感染源かもしれないからです。従って、環境表面を日常的に培養しても意味のないことなのです。これは患者についてもいえます。何も症状のない患者の鼻腔や喀痰を培養して、そこからアスペルギルス属を検出したからといって、それがアスペルギルス症を引き起こすであろうとは予測できません。別の機会に、周囲環境から飛び立ったアスペルギルス胞子を吸い込むことによって、アスペルギルス症に罹患するかもしれません。すなわち、無症状の患者を対象に日常的な培養を行う必要もないのです。昔、骨髄移植の専門家が、病室でみつけたゴキブリの表面を培養してアスペルギルス属をみつけたと叫んでいたことがありますが、ゴキブリがアスペルギルス症の感染源にはなりえないので、培養しても意味がないのです。

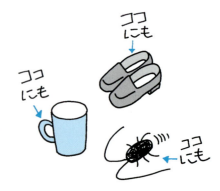

従って、患者が侵襲性肺アスペルギルス症に罹患し易い状態であっても、咽頭培養や患者周囲の器具、空気、埃、換気装置、病室のフィルタなどを定期的に培養する必要はありません。しかし、アスペルギルス症の症例数のルチーン・サーベイランスは必要です。特に、病院において建築工事がされている期間では実施すべきです。6ヵ月間で2倍以上のアスペルギルス症の発症があれば、感染対策のための環境評価を行います。この場合、換気システムの注意深い調査が必要です。

　造血幹細胞移植病棟で掃除機を用いるとアスペルギルス胞子を空気中にまき散らすので、HEPAフィルタ（p.85参照）を装着した掃除機を用いるのが望ましいといえます。また、アスペルギルス胞子を大量に産生するような環境は取り除いておく必要があります。アスペルギルス属は物体（壁や天井など）が48〜72時間濡れたままになっていると、その間に増殖してしまいます。そのため、台風によって浸水被害を受けたり、雨漏りなどがみられた場合にはアスペルギルス属の胞子の数が増加しているので、迅速な対応が必要です。

接合菌

● 性質

　まず、接合菌の振る舞いを「風林火山」で解説しましょう。接合菌もアスペルギルス属のように胞子が空気中を浮遊し、それをヒトが吸い込むことによって感染します。すなわち、「風」戦略は充実しています。そして、「林」のようにジッと潜んでいるのですが、宿主の抵抗力に問題なければ、何も悪いことはしません。しかし、宿主の抵抗力が低下すると、発症します。接合菌の物凄いところは「火」戦略です。これは「火」なんて程度ではありません。「大噴火」「大火事」などと表現する方がよいかもしれません。とにかく、増殖が速いのです。アスペルギルス属など比べものになりません。あっという間に増殖するので、予後が極めて不良なのです。それでは「山」についてはどうでしょう。アゾール系［フルコナゾール（ジフルカン®）やボリコナゾール（ブイフェンド®）など］やキャンディン系［ミカファンギン（ファンガード®）およびカスポファンギン（カンサイダス®）］は無効です。

49

Step1 知っておきましょう 真菌のあれこれ

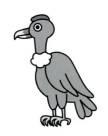

　ここで接合菌を動物に例えてみましょう。アスペルギルス属はハゲワシでした。接合菌は「コンドル」にしたいと思います。胞子として浮遊するところからトリ類から選択しました。コンドルはシカやウシなどの大型動物の死体を好みます。生きている大型動物は食べません。これは接合菌が抵抗力のある人では何ら悪いことをしないのに、抵抗力が低下したときに感染症を引き起こすことに似ています。そして、いったん感染症が始まると急速に進行することもコンドルに似ています。コンドルは食べるときには2～3kgの肉をガツガツと胃に詰め込みます。体重が重くなり過ぎて飛び立てなくなることもあるとのことです。「早食いコンドル」というのが接合菌の例えとして適切かもしれません。

　接合菌はどこにでも、日常的に存在する真菌であり、腐敗した植物や土壌でもみられます。この真菌は大量の胞子を空気中に拡散するので、すべてのヒトは毎日の活動において、接合菌の胞子に曝露しています。しかし、ムーコル症が稀な感染症であるという事実は、接合菌に対するヒトの免疫系の有効性を示しています。このことは、ほとんどすべてのムーコル症が免疫不全患者で発生していることからも支持されています。

　接合菌というのはムーコル属、リゾムーコル属、アブシディア属などを一括したものと考えてください。しかし、ムーコルだの、アブシディアだのとカタカナを並べられても覚えられません。やはり、漢字の「接合菌」が覚え易いと思います。

　それでは、接合菌による感染症だから「接合菌症」でよいのかというと、そうではありません。ここで病名について過去に遡ってみましょう。まず、「ムーコル症」が数年間使用されました。その後、「接合菌症」が数十年間用いられたのです。しかし、分子生物学的研究によって、現在は「ムーコル症」が適切な用語として再び用いられるようになりました。米国疾病予防管理センター（CDC：Centers for Disease Control and Prevention）も「ムーコル症」を用いています。そのため、本書では「ムーコル症」を採用していますが、「ムーコル症」と「接合菌症」は、ほぼ同義語として使ってもよいと思います。

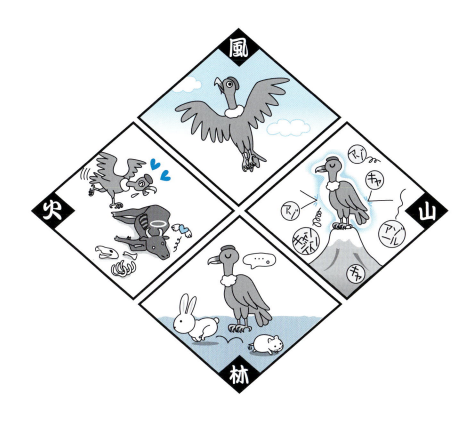

発症する疾患と症状

接合菌が「火」を着火するのはアスペルギルス属と同様に、主に免疫不全患者の「肺」と「副鼻腔」です。糖尿病患者も「火」が付きやすくなっています。すなわち、ムーコル症は好中球減少患者や糖尿病患者において主に肺、副鼻腔、脳、消化器を侵します。特に、「鼻脳型」と「肺型」が多くみられます。糖尿病患者では鼻脳型が多く、好中球減少患者では肺型が多いことが知られ

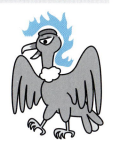

ています。健康な人が接合菌の胞子を吸い込んでも、気道の線毛が胞子を咽頭まで移動し、飲み込まれ、そして消化管を経由して除去されてしまいます。しかし、感受性のある人が接合菌の胞子を吸入すると、鼻甲介もしくは肺胞に入り込んでムーコル症を発症することがあるのです。

接合菌はアスペルギルス属のように血管を侵襲するので、ムーコル症の特徴は宿主の組織の梗塞および壊死です。その速度は極めて速いので注意が必要です。稀に、ゆっくりと進行する症例もあります。

■■■ 鼻脳型ムーコル症

ムーコル症の最も頻度の高い臨床像は「鼻脳型」です。これは感受性のある人が胞子を副鼻腔に吸い込むことによって始まります。高血糖（通常は代謝性アシドーシスを伴っている）が最も多い基礎疾患です。健康な人の血清は接合菌の増殖を阻害しますが、糖尿病性ケトアシドーシスの人の血清は増殖を促進します。そのため、「高血糖＋代謝性アシドーシス」の患者が鼻脳型ムーコル症のターゲットになるのは容易に理解できます。糖尿病では「鼻脳型」は「肺型」よりも多いことが知られています。

症状は発熱、鼻づまり、膿性鼻汁、頭痛、疼痛のある急性鼻副鼻腔炎としてみられます。そして、すべての副鼻腔を巻き込み、口蓋、眼窩、脳といった隣接区域に急速に広がってゆきます。さらに、口蓋の組織壊死、鼻甲介の破壊、鼻周囲の腫脹、感染した副鼻腔の上の顔面皮膚のチアノーゼを呈します。

■■■ 肺型ムーコル症

「肺型ムーコル症」は、細気管支および肺胞に胞子が吸い込まれて発生する急速進行性の感染症です。梗塞および壊死を伴う肺炎および隣接区域（縦隔や心臓）の感染が拡大し、さらに他の臓器に血行性に拡散します。ほとんどの患者で喀血と発熱がみられ、ときどき、大量喀血することがあります。肺型ムーコル症を合併する最も多い状況には血液がん、ステロイドもしくはデフェロキサミン（デスフェラール®）［過剰鉄を体内から尿中に排出させる薬］による治療、固形臓器移植があります。

真菌症の診断と治療

　ムーコル症の診断は難しいことが知られています。そのため、糖尿病や血液がんなどのリスク因子がある患者で病歴からムーコル症が疑われる場合には、可能な限り迅速に副鼻腔検査や気管支鏡検査などを実施し、組織の生検を行います。感染組織にて接合菌が培養・同定されればムーコル症と診断されますが、培養しても増殖しないことが多いので、ムーコル症に特徴的な組織病理学的所見から診断することもあります。ムーコル症はアスペルギルス症と症状や所見が類似していますが、細胞壁ガラクトマンナン抗原と β-D-グルカンが陰性です。ボリコナゾール（ブイフェンド®）に反応しないときにはムーコル症を疑います。

　ムーコル症の治療は感染組織の外科的デブリードメンと抗真菌薬の併用です。同時に、高血糖、代謝性アシドーシス、デフェロキサミン（デスフェラール®）の投与、免疫抑制薬、好中球減少といった感染させ易い要因の除去も大切です。抗真菌薬としてアムホテリシンBリポソーム製剤（アムビゾーム®）を初期から極量で用います。治療期間は改善するまでですが、通常は数週間を要します。

潜伏場所と感染経路

　接合菌の潜伏場所と感染経路はアスペルギルス属に似ています。アスペルギルス属と同様に、接合菌は身近な環境のどこにでも生息している真菌であり、ヒトは日常的に接合菌に曝露しています。腐敗した植物や土壌でもみられるので、園芸などにても容易に曝露します。胞子が空気中に浮遊し、それをヒトが吸い込むことによって肺や副鼻腔に伝播します。

　アスペルギルス属をハゲワシ、接合菌をコンドルというように例えているのですが、これらはどちらも「死体に群がって腐肉を貪べる」という共通点があります。これらを纏めて、ハゲタカ（鳥学上の命名ではない）と呼ぶことがあります。これと同様に、アスペルギルス属と接合菌にも「環境の至る所に潜伏している」「感染経路は胞子の吸い込みである」「抵抗力が低下した人に発症する」「肺や副鼻腔をターゲットとしている」という共通点があります。

Step1 知っておきましょう 真菌のあれこれ

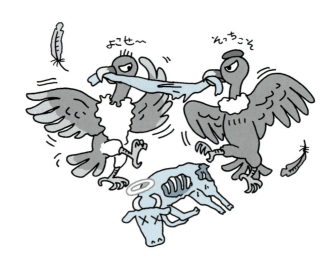

感染対策上の問題点・重要点

　ムーコル症の患者では病状が急速に進行し、重篤な状況となります。そのような患者をケアするスタッフは自分自身がムーコル症に罹患するのではないかと心配になってしまいます。しかし、既に述べたように、ムーコル症は厳しい免疫不全患者で発症する感染症であり、日常業務を行っている医療従事者が発症することはないのです。医療従事者を含めた人々は日常的に接合菌に曝露しているのですが、ムーコル症には罹患しません。そのため、重症のムーコル症であっても、標準予防策にて対応します。また、胞子を吸い込むことによってヒトに伝播するからといって、空気予防策が必要な訳でもありません。環境からの伝播はありますが、ヒト―ヒト感染することはないからです。

　高血糖や免疫不全患者にムーコル症が発生するということから、そのような患者は接合菌の胞子が浮遊している環境に近付いたり、大量の胞子に曝露するような活動は避けるようにします。例えば、道路工事や建築現場に近付かないとか、園芸はしないといったことです。それに加えて、高血糖を改善させる、デフェロキサミン（デスフェラール®）の投与を終了させる、免疫抑制薬を減量する、などの宿主側の易感染状態を回避する努力も必要です。

皮膚糸状菌

性質

　白癬症は皮膚糸状菌によって引き起こされる皮膚感染症です。皮膚糸状菌には白癬菌（*Trichophyton*）、小胞子菌（*Microsporum*）、表皮菌（*Epidermophyton*）がありますが、日本では白癬菌が体部白癬および股部白癬の8割、足白癬の5〜7割、爪白癬の9割を占めています。

　皮膚糸状菌の振る舞いを風林火山で解説してみましょう。まず、「風」戦略はほとんど採用されていません。胞子が環境中に飛散することによる再感染や同居している人々での感染拡大はありますが、基本的には皮膚糸状菌が付着した床、ヒト、動物に接触することによって伝播します。「林」についてはどうでしょうか？　公衆浴場などヒトが集まる所の床には皮膚糸状菌が潜んでおり、その上を歩いたヒトの足に付着します。白癬症は人獣共通感染症であることから、感染したイヌやネコに直接接触することによっても伝播します。すなわち、環境表面、動物、ヒトに付着して「林」のようにジッと静かに待ち続け、伝播の機会をうかがっているのです。「火」についてはヒトの体表面のどこにでも白癬症を引き起こすことができますが、体内に入り込んで重篤になることはほとんどありません。「山」については、カンジダ属に有効なナイスタチン（ナイスタチン®）は皮膚糸状菌には効果ありません。

　皮膚糸状菌を動物に例えたらどうなるのでしょうか？　「カピバラ」が適切かもしれません。カピバラは南米東部のアマゾン川流域の温暖な水辺に生息する動物です。性格は非常に穏やかで、人間になつくことからペットとしても人気があります。皮膚糸状菌もまたヒトに不愉快感は与えますが、深在性真菌症になることはほとんどなく、悪質な行いはしません。皮膚糸状菌は皮膚、毛、爪のケラチンを代謝し、それによって生存しています。カピバラは水中や水辺にあるイネ科の植物などを食べて生きています。

Step 1 知っておきましょう 真菌のあれこれ

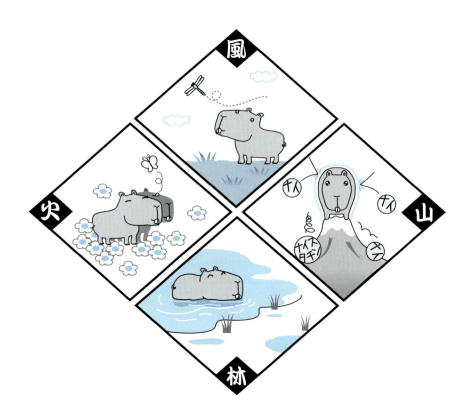

● 発症する疾患と症状

　皮膚糸状菌が「着火しやすい状況」には様々なものがあります。「汗をかきやすい人」「肥満の人」「糖尿病患者」では「火」が付きやすくなります。「足の指の間が狭くて指と指が密着している人」も皮膚糸状菌が狙うところです。生活が不衛生ですと「火」が付きやすくなります。例えば、「毎日入浴せず、足を洗わない」「靴下を毎日履き替えない」「浴室のマットをまったく取り替えない」といった生活をする人です。仕事柄、革靴や長靴を長時間履かなくてはならない人も着火しやすい状況といえます。白癬症の患者と同居することも「火」が付きやすい状況といえます。

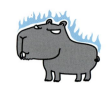

病変が身体のどの部分にあるのかによって、体部白癬（たむし）、足白癬（みずむし）、手白癬、爪白癬、股部白癬（いんきんたむし）、頭部白癬（しらくも）などがあります。これらの白癬症は表層感染であり、表皮のみの感染です。複数の白癬症が同時に存在することも普通にみられることです（例えば、足白癬と股部白癬が同時にみられることもあります）。ときどき、皮膚糸状菌が毛囊や表皮を貫通して、マヨッキ肉芽腫（Majocchi's granuloma）と呼ばれる状況になることがあります。

体部白癬（たむし）

　白癬症の患者や動物の皮膚に直接接触したり、皮膚糸状菌が付着している媒介物に接触したりして感染します。特に、成人の体部白癬は頭部白癬の小児への接触によることがあります。また、自分自身の白癬症（頭部や足など）からの二次的拡散で感染することもあります。レスラーのような皮膚と皮膚が接触する運動選手で体部白癬のアウトブレイクがみられることがあります。これを「格闘家白癬（tinea corporis gladiatorum）」といいます。

　体部白癬は掻痒性の円形もしくは卵形の紅斑性落屑性の皮疹であり、遠心性に拡大します。中央部は改善しますが、周辺には活動性の拡大する盛り上がった縁があります。広範な体部白癬があれば、免疫異常や基礎疾患（HIV感染症や糖尿病など）を疑います。

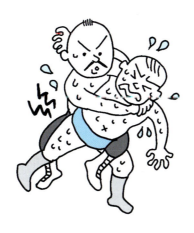

Step1 知っておきましょう 真菌のあれこれ

足白癬（みずむし）

　足白癬は成人および青年（特に若い男性）にみられることが通常であり、思春期以前では稀です。ロッカールームやスイミングプールの床を素足で歩くことによって、床に付着している皮膚糸状菌が足に直接触れて伝播します。

　足白癬には「趾間型足白癬」「角質増殖型足白癬」「小水疱型足白癬」があります。漢字が多い難しい病名となっていますが、要するに「趾間型足白癬」は足趾の間（特に、第3と第4趾の間）に痒みと発赤を伴った糜爛と落屑がある状態です。「角質増殖型足白癬」は足底（足の内側および外側を巻き込む）の皮が厚くなった状態です。「小水疱型足白癬」は痒みと発赤があり、そこに小さな水疱がある状態です。足背に生じたものは体部白癬に分類されます。

手白癬

　手指、指間、手掌に生じた白癬を手白癬といいます。手背に生じた場合は体部白癬に含めます。　手白癬は「角質増殖型」と「小水疱型」を呈し、多くの場合、足白癬を合併しています。

爪白癬

　爪白癬は手白癬や足白癬が放置されて、爪にまで広がったものです。足白癬の皮膚糸状菌が爪とその下の皮膚の間から侵入することによって爪白癬となります。稀に、爪表面の傷口から侵入することもあります。第1趾に多くみられます。爪白癬は自家感染（自分の他の体部位への感染）や家族内感染の原因となることがあります。

股部白癬（いんきんたむし）

　股部白癬は女性よりも男性に多くみられます。足白癬からの拡散のことがあるので、股部白癬の患者をみたら足白癬の有無を確認します。股部白癬に罹患し易い要因には多汗、肥満、糖尿病、免疫不全があります。

　股部白癬は大腿近位内側の紅斑から始まり、それが遠心性に拡大し、中心部が治癒して、周囲に少し盛り上がった明瞭な紅斑性の境界があります。小水疱がみられることもあります。股部白癬は会陰や肛門周囲に広がり、臀部にも拡

散することがあります。男性では陰嚢には広がらないことが通常です。掻痒感が強く、左右対称性に発症します。

頭部白癬（しらくも）

毛包周囲に化膿性炎症と脱毛を伴う「ケルスス禿瘡」とそれ以外の「頭部浅在性白癬」があります。通常、頭部白癬は頭部浅在性白癬のことをいいます。小児に多く、掻痒は余りみられません。頭部リンパ節が腫脹することが多くみられます。

マヨッキ肉芽腫

白癬性肉芽腫ともいわれています。通常、皮膚糸状菌は表皮に限定して感染しますが、それが真皮もしくは皮下組織にも浸潤するとマヨッキ肉芽腫（Majocchi's granuloma）といわれます。マヨッキ肉芽腫では皮膚の外傷や毛嚢の閉塞によって皮膚糸状菌が真皮に到達します。女性では下肢を剃り込むことが誘因となっています。また、免疫不全や局所のステロイド治療もマヨッキ肉芽腫の原因となることがあります。

真菌症の診断と治療

白癬症の診断は水酸化カリウム（KOH）直接鏡検法にて行います。病変から検体を採取して、その上からKOHを滴下します。そして、溶解後に鏡検します。この場合、水疱蓋や皮膚に付着している鱗屑を選択するようにします。頭部白癬では頭髪を引き抜くと正常な毛髪を抜いてしまうので、刃先の鈍ったメスで患部を擦って、皮膚糸状菌が寄生した毛髪や鱗屑を採取します。

白癬症の治療は1ヵ所の体部位の白癬のみを治療することでは不十分です。他の体部位から再び伝播してくるからです。足白癬を治療しても、爪白癬から再び感染します。股部白癬は再発が多いのですが、それは治癒したとしても、足白癬や爪白癬から再び伝播してくるからです。そのため、複数の白癬症がある場合にはすべてを一度に治療しなくてはなりません。また、同居家族に白癬症の患者がいれば、同時に治療することも大切です。例えば、風呂場の足拭きマットを介して、皮膚糸状菌が家族内を伝播するからです。

基本的にはアゾール系の外用薬［ルリコナゾール（ルリコン®）やラノコナ

ゾール（アスタット®）など]による局所治療を4週間行います。しかし、角質増殖型足白癬ではテルビナフィン（ラミシール®）もしくはイトラコナゾール（イトリゾール®）内用液による内服治療が1ヵ月間必要となります。爪白癬を合併していたら、もっと長期の内服が必要です。爪白癬ではテルビナフィンを6ヵ月間内服、もしくはイトラコナゾールのパルス療法「1週間内服＋3週間休薬」を3コースします。頭部白癬では外用薬を用いるとむしろ悪化するので、経口抗真菌薬（テルビナフィンもしくはイトラコナゾール）を用います。この場合の治療期間は毛髪が毛包より排出される2～3ヵ月間となります。マヨッキ肉芽腫では局所治療では不十分なので、テルビナフィンを2～4週間内服します。

　このような抗真菌薬に加え、補助療法も行います。角質増殖型足白癬では局所の抗真菌薬に加えて、角質溶解薬（サリチル酸）を組み合わせます。そして、乾燥性足パウダーや抗真菌パウダーにて靴を処理し、密閉した履物を避けるようにします。股部白癬では鼠径部に乾燥性パウダーを使用したり、ぴったりとした衣類を避けることも大切です。

● 潜伏場所と感染経路

　皮膚糸状菌は環境表面、皮膚、動物に付着して潜伏しています。それらに直接接触することによって伝播します。例えば、シャワー室やプールの床などには皮膚糸状菌が付着しており、そのような場所に素足で立ち入ることによって、皮膚に伝播します。また、皮膚糸状菌に感染している動物やヒトの皮膚に直接触れることによっても感染します。レスリングなどの直接皮膚が触れるスポーツを介して伝播することもあります。足白癬などの白癬症に罹患している人が自分自身の体部に拡散させてしまうこともあります。

● 感染対策上の問題点・重要点

　皮膚糸状菌が付着している可能性のある足拭きマットなどはこまめに洗濯するようにします。この場合は通常の洗濯で十分です。シャワー室の床は流水で洗い流すようにします。足白癬などがあれば迅速に治療することによって、他の体部位や他の人に伝播させないようにします。

③ 輸入真菌症

　輸入真菌症にはコクシジオイデス症、ヒストプラズマ症、マルネッフェイ型ペニシリウム症、ブラストミセス症、パラコクシジオイデス症があります。これらの診断には渡航歴の聴取が極めて大切です。

コクシジオイデス症

　コクシジオイデス症はコクシジオイデス属［コクシジオイデス・イミチス（*Coccidioides immitis*）およびコクシジオイデス・ポサダシ（*Coccidioides posadasii*）］によって引き起こされる真菌感染症です。米国西南部の乾燥地帯のカリフォルニア、アリゾナ、ニューメキシコに集中してみられます。コクシジオイデス属は砂漠の土壌の表面から数センチ下で増殖します。乾燥状態では菌糸体（菌糸の集合体）は極めて脆弱であり、そよ風程度でも容易に砕けて、胞子になって空気中を長時間浮遊します。そして、そこに立ち入った人が胞子を吸い込むことにより感染します。特に、流行地で土を掘り返す発掘作業や土木工事が危険です。流行期は初夏から晩秋までです。

　症状は自然に治癒する急性肺炎（「渓谷熱（valley fever）」）から免疫不全患者での播種性疾患まであります。コクシジオイデス症の潜伏期は1ヵ月間以内ですが、数年後に発症することがあります。コクシジオイデス属は感染力および病原性が真菌の中で最も強く、健常者にも感染します。

　コクシジオイデス症には急性肺コクシジオイデス症、慢性肺コクシジオイデス症、播種性コクシジオイデス症があります。急性肺コクシジオイデス症はインフルエンザ様症状があり、自然治癒することがほとんどです。慢性肺コクシジオイデス症は無症状～胸痛や咳嗽や血痰がみられることがあります。日本への輸入症例はほとんど慢性です。播種性コクシジオイデス症は感染者の約1％でみられ、細胞性免疫が低下した患者がほとんどです。この場合、髄膜、骨、皮膚などが侵されます。β-D-グルカンは陰性です。ヒト―ヒト感染はないので、隔離は必要ありませんが、菌を含んだ検体の取り扱いに注意します。培養は危険なため実施してはいけません。疑われたら密封します。四類感染症に指

定されています。

ヒストプラズマ症

ヒストプラズマ症はヒストプラズマ・カプスラーツム（*Histoplasma capsu-latum*）による感染症です。流行地は広範であり、中南米、東南アジア、米国中部などがあります。土壌中に生息しており、トリやコウモリなどの糞に多くみられます。胞子の吸入によって肺に感染し、全身に播種します。コウモリが生息する洞窟探検や土木工事でのアウトブレイクが報告されています。

ヒストプラズマ症には急性肺ヒストプラズマ症、慢性肺ヒストプラズマ症、播種性ヒストプラズマ症があります。急性肺ヒストプラズマ症はインフルエンザ様症状で自然治癒します。慢性肺ヒストプラズマ症は慢性閉塞性肺疾患の患者に多く、肺炎から線維化して呼吸不全になることがあります。播種性ヒストプラズマ症は細胞性免疫が低下した患者に多くみられます。ヒストプラズマ症はヒト―ヒト感染はないので、隔離の必要はありません。ヒストプラズマ症が疑われた場合、培養は危険なので実施してはいけません。

その他の輸入真菌症

「マルネッフェイ型ペニシリウム症」はペニシリウム・マルネッフェイ（*Penicillium marneffei*）による真菌症であり、ベトナム、中国、タイ、マレーシアで流行しています。経気道感染により発症します。エイズ患者など免疫が低下した人で多くみられます。

「ブラストミセス症」はブラストミセス・デルマティティディス（*Blastomyces dermatitidis*）による真菌症で米国東部でみられます。気道感染して、肺、骨、皮膚に炎症を起こします。

「パラコクシジオイデス症」はパラコクシジオイデス・ブラジリエンシス（*Paracoccidioides brasiliensis*）による真菌症です。中南米にみられます。ヒトの顔面に潰瘍性、肉芽腫性病変を作ります。男性での発症例が多いことが知られています。

1・3 真菌症は どう診断・治療するの？

① 真菌症の診断方法

　真菌症の診断は様々な検査を組み合わせて行われます。それらは確定診断法と補助診断法に分類され、前者には培養検査、顕微鏡検査、病理組織学的検査があり、後者には画像検査、血清学的検査、遺伝子検査があります。

　当然のことながら、確定診断法にて真菌症を確定してしまえばよいのですが、そのためには検体を採取しなくてはなりません。血小板減少症があり、生検することが危険であるとか、感染症が生検できない部位に存在するので生検できないなどの臨床的制約のため、必ずしも全症例に確定診断法を実施することはできません。また、確定診断法だからといって、必ず確定的な結果を得ることができるということでもありません。そのような状況では、補助診断法と臨床情報を組み合わせて真菌症を推定診断することになるのです。

　深在性真菌症の原因真菌はアスペルギルス属のように環境由来であったり、カンジダ属のように口腔咽頭や消化管などにもともと保菌しているものに由来することがほとんどです。そのため、培養検査や顕微鏡検査の検体が血液や髄液といった無菌組織からのものであれば、結果の信頼度は高いのですが、口腔内や気道からのものであれば、真菌が検出・培養されたからといって、それを原因真菌であると判断することはできません。

　病理組織学的検査では「食道カンジダ症の診断のための食道からの生検検体」や「肺アスペルギローマの切除検体」などが対象となります。ただ、病理組織学的検査は食道カンジダ症や肺アスペルギローマといった診断はできますが、原因真菌の菌種名 ［カンジダ・アルビカンス（*C. albicans*）など］ を同定することはできません。

　画像検査には侵襲性肺アスペルギルス症の診断のための胸部 CT 検査などがあります。これは非侵襲的検査なので容易に実施できますが、原因真菌につい

63

Step 1 知っておきましょう 真菌のあれこれ

ての情報をまったく得ることができません。しかし、真菌症の進行状況の把握や抗真菌薬の有効性の判定のために繰り返し検査できる、という有利な点もあります。

血清学的検査も診断の補助として利用できます。現在、真菌症の診断に用いられている血清学的検査には菌体成分として、β–D–グルカン、細胞壁マンナン抗原、細胞壁ガラクトマンナン抗原、莢膜グルクロノキシロマンナン抗原、アスペルギルス IgG 抗体があります（表 1）。医療現場では β–D–グルカンが

表1　真菌症の血清学的検査

● **β–D–グルカン**
➡ 【標的真菌】カンジダ属、アスペルギルス属

β–D–グルカンはカンジダ属、アスペルギルス属、クリプトコックス属の細胞壁の主要成分である。接合菌は β–D–グルカンを持っていない。クリプトコックス属では通常陰性となる。食道カンジダ症や慢性肺アスペルギルス症のような非侵襲性疾患の場合は上昇しないことがある。

● **細胞壁マンナン抗原（カンジダ抗原）**
➡ 【標的真菌】カンジダ属

マンナンはカンジダ属の細胞壁の主要成分である。感度に問題はあるが、特異性は高い。カンジダ・グラブラータ（*C. glabrata*）およびカンジダ・クルセイ（*C. krusei*）によるカンジダ症では感度が低下するので、偽陰性になることがある。

● **細胞壁ガラクトマンナン抗原（アスペルギルス抗原）**
➡ 【標的真菌】アスペルギルス属

ガラクトマンナンはアスペルギルス属の細胞壁の主要成分であり、菌糸が増殖しているときに放出される。感度において問題はあるが、特異性は高い。タゾバクタム・ピペラシリン（ゾシン®）やクラブラン酸・アモキシシリン（オーグメンチン®）で偽陽性となる。

● **莢膜グルクロノキシロマンナン抗原（クリプトコックス・ネオフォルマンス抗原）**
➡ 【標的真菌】クリプトコックス属

グルクロノキシロマンナンはクリプトコックス属の莢膜の主要成分である。感度および特異度ともに優れており、血清学的診断法上最も信頼性の高い検査法である。交差反応を示す菌種としては、トリコスポロン属が知られている。

● **アスペルギルス IgG 抗体**
➡ 【標的真菌】アスペルギルス属

慢性肺アスペルギルス症ではほとんどが陽性となり、偽陽性は少ない。

表2　β-D-グルカンが偽陽性になる場合

- セルロース系透析膜による血液透析（β-D-グルカンが混在しているため）
- 抗がん剤（非特異的免疫賦活薬）：レンチナン（椎茸から抽出）、シゾフィラン（スエヒロタケから抽出）、かわらたけ多糖体製剤（カワラタケから抽出）
- 血漿分画製剤：アルブミンやグロブリン製剤（セルロース膜を使用するため）
- アルカリゲネス・フェカーリス（*Alcaligenes faecalis*）感染症
- 術後の患者（ガーゼにはβ-D-グルカンが混在している）
- 高γグロブリン血症（肝硬変・多発性骨髄腫）
- 溶血、サルファ剤

頻用されていますが、偽陽性があることに注意します（表2）。血清学的検査は培養検査や顕微鏡検査の代わりになる検査法ではないことに留意します。

　遺伝子検査は保険適用外なので、臨床現場で頻用されていることはありません。また、必ずしも感度が優れているということもありません。ただ、今後は補助診断法の一つとして取り入れられてゆくものと思います。

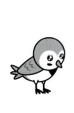
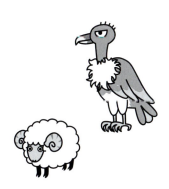

2 抗真菌薬

　抗真菌薬には様々なものがありますが、それぞれには得意・不得意の真菌があります。抗真菌薬の作用機序と有効菌種を理解することは重要です。この場合、真菌感染症の原因病原体となっている真菌に対して、「使用すべきではない抗真菌薬」「可能ならば使用しない抗真菌薬」を覚えておくのが実用的と思います（表3）。

表3　抗真菌薬の効果が期待できない真菌

菌種		FLCZ・F-FLCZ	ITCZ	VRCZ	MCFG・CPFG	L-AMB
カンジダ属	C. albicans					
	C. glabrata	×	×	▲		
	C. parapsilosis					
	C. tropicalis					
	C. krusei	×	▲			
	C. guilliermondii					
	C. lusitaniae	▲	▲			×
アスペルギルス属	A. fumigatus	×				
	A. flavus	×				
	A. terreus	×				×
接合菌（ムーコル）		×	×	×	×	
クリプトコックス属			▲		×	
トリコスポロン属		×	▲		×	▲

×：使用すべきではない抗真菌薬　　▲：可能ならば使用しない抗真菌薬
FLCZ＝フルコナゾール　　F-FLCZ＝ホスフルコナゾール　　ITCZ＝イトラコナゾール
VRCZ＝ボリコナゾール　　MCFG＝ミカファンギン　　CPFG＝カスポファンギン
L-AMB＝アムホテリシンBリポソーム製剤

ポリエン系

ポリエン系抗真菌薬は真菌の細胞膜を構成するエルゴステロールに結合して、細胞膜を破壊し、真菌を殺菌します。

アムホテリシンB（ファンギゾン®）【AMPH-B】

真菌の細胞膜成分であるエルゴステロールと結合して膜障害を起こします。幅広い抗真菌スペクトルを有し、カンジダ属、アスペルギルス属、クリプトコックス・ネオフォルマンス（*C. neoformans*）などに有効です。ただし、カンジダ・ルシタニエ（*C. lusitaniae*）とアスペルギルス・テレウス（*A. terreus*）には効果はありません。経口薬は腸管からの吸収が極めて悪く、口腔咽頭カンジダ症に用いられています。

アムホテリシンBリポソーム製剤（アムビゾーム®）【L-AMB】

アムホテリシンBリポソーム製剤（アムビゾーム®）は、アムホテリシンBをリポソームと呼ばれる脂質二分子膜中に封入したDDS（Drug Delivery System）製剤です。アムホテリシンBの真菌に対する作用を維持しながら、生体細胞に対する傷害性を低下しています。幅広い抗真菌スペクトルを有し、カンジダ属、アスペルギルス属、クリプトコックス・ネオフォルマンス（*C. neoformans*）などに有効です。ただし、カンジダ・ルシタニエ（*C. lusitaniae*）とアスペルギルス・テレウス（*A. terreus*）には効果はありません。

ナイスタチン（ナイスタチン®）【NYS】

ナイスタチン（ナイスタチン®）には内服薬があります。真菌の細胞膜成分であるエルゴステロールと結合して膜障害を起こします。カンジダ症の治療に使用されます。内服しても、体内にほとんど吸収されないので、消化管カンジダ症以外には効果がありません。最近は、他の新しい抗真菌薬の処方が多く、ナイスタチンが使用される機会は少なくなりました。

フルオロピリミジン系

フルシトシン（アンコチル®）【5-FC】

　フルシトシン（アンコチル®）には内服薬があります。抗真菌スペクトルは比較的狭いですが、カンジダ属、クリプトコックス・ネオフォルマンス（*C. neoformans*）などに特に強い活性を示します。アスペルギルス属にも活性があります。作用機序は核酸合成阻害です。耐性株の発生頻度が高いので、他の抗真菌薬と併用します。アムホテリシンB（ファンギゾン®）との併用にて相乗作用を示します。クリプトコックス脳髄膜炎やカンジダ血症などの重症真菌感染症に用いられます。

アゾール系

　真菌の小胞体では細胞膜の構築に必要なエルゴステロールが合成されています。アゾール系は小胞体でのエルゴステロールの合成を阻害します。細胞膜のエルゴステロールを失った真菌は成長が阻害されます。

フルコナゾール（ジフルカン®）【FLCZ】

　フルコナゾール（ジフルカン®）には注射薬と経口薬があります。経口薬の消化管での吸収は良好です。フルコナゾールは髄液などの体液および組織への移行も良好です。カンジダ・クルセイ（*C. krusei*）には無効であり、カンジダ・グラブラータ（*C. glabrata*）には効果が不十分です（増量する必要があります）。アスペルギルス属、接合菌、トリコスポロン属には無効です。

ホスフルコナゾール（プロジフ®）【F-FLCZ】

　ホスフルコナゾール（プロジフ®）には注射薬があります。この薬剤はフルコナゾール（ジフルカン®）のプロドラッグであり、生体内でフルコナゾールに変換されます。投与開始2日間は維持用量の倍量投与するローディング・ドーズ（負荷投与量）が可能です。カンジダ・クルセイ（*C. krusei*）には無効であり、カンジダ・グラブラータ（*C. glabrata*）には効果が不十分です（増量

する必要があります）。アスペルギルス属、接合菌、トリコスポロン属には無効です。

● ● ボリコナゾール（ブイフェンド®）【VRCZ】

ボリコナゾール（ブイフェンド®）には注射薬と経口薬があります。この薬剤はフルコナゾール（ジフルカン®）耐性のカンジダ・クルセイ（*C. krusei*）にも有効です。アスペルギルス属、クリプトコックス属、フサリウム属、スケドスポリウム属などにも有効です。

侵襲性肺アスペルギルス症の第一選択薬となっていますが、接合菌には効果がありません。副作用に視覚異常（羞明や霧視など）がみられることがありますが、一過性です。ボリコナゾールの経口薬のバイオアベイラビリティ（生物学的利用能）は注射薬と同等です。

● ● イトラコナゾール（イトリゾール®）【ITCZ】

イトラコナゾール（イトリゾール®）には注射薬と経口薬があります。カンジダ属のみならずアスペルギルス属にも有効です。ただし、カンジダ・グラブラータ（*C. glabrata*）および接合菌には効果はありません。内用液はカプセル剤よりも腸管吸収率が良好です。

～～ キャンディン系 ～～～～～～～～～～～

細胞壁を構成する（1→3）−β−D−グルカンの合成を阻害して、真菌の細胞壁合成を阻害します

● ● ミカファンギン（ファンガード®）【MCFG】

ミカファンギン（ファンガード®）には注射薬があります。この薬剤は真菌細胞壁の主要構成成分の（1→3）−β−D−グルカンの生合成を特異的に阻害します。カンジダ属およびアスペルギルス属に有効です。フルコナゾール（ジフルカン®）に感受性の低いカンジダ・グラブラータ（*C. glabrata*）およびカンジダ・クルセイ（*C. krusei*）にも良好な感受性を示しています。接合菌、

クリプトコックス属、トリコスポロン属には無効です。カスポファンギン（カンサイダス®）と同等の効果ですが、ミカファンギンは造血幹細胞移植におけるアスペルギルス症およびカンジダ症の予防として投与することができます。

● カスポファンギン（カンサイダス®）【CPFG】

　カスポファンギン（カンサイダス®）には注射薬があります。この薬剤は真菌細胞壁の主要構成成分の（1→3）-β-D-グルカンの生合成を特異的に阻害します。カンジダ属およびアスペルギルス属に有効です。フルコナゾール（ジフルカン®）に感受性の低いカンジダ・グラブラータ（*C. glabrata*）およびカンジダ・クルセイ（*C. krusei*）にも良好な感受性を示しています。接合菌、クリプトコックス属、トリコスポロン属には無効です。効果はミカファンギン（ファンガード®）と同等ですが、カスポファンギンは真菌症が疑われる発熱性好中球減少症では投与初日にローディング・ドーズが投与できます。すなわち、投与初日に薬剤量を増量して、臨床効果を高めることができます。

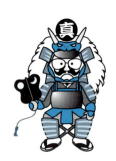

Step2

やってみましょう

真菌対策の基本

Step2 やってみましょう 真菌対策の基本

2・1 真菌の伝播予防 のための3原則

　真菌の伝播予防について解説する前に、真菌の「風林火山」について復習しましょう。その戦略は「風」（風に乗って伝播する）、「林」（その存在を人間に悟らせない）、「火」（発症すると決めたら怒涛の如く）、「山」（耐性を獲得して、そこから動かない）というものでした。これらを念頭において真菌の伝播を考えるとわかり易いものになります。

　「風」はアスペルギルス属が得意とする戦略でした。彼らは環境のどこにでも存在する真菌ですが、道路工事や建築工事などで巻き上がる土埃とともに胞子を空気中に漂わせるという特技を持っています。そして、風が吹いたときに胞子は空気中を飛行し、抵抗力の低下した人が肺に吸い込んで感染します。このように「風」で伝播する真菌にはアスペルギルス属や接合菌などがありますが、医療現場で遭遇する感染症の頻度としてはアスペルギルス症が多いのです。病院ではアスペルギルス対策として「空気の管理」を行います。特に、病院内や病院周辺に道路工事や建築工事が行われていれば、空気の管理はさらに重要なものになります。

　アスペルギルス属のような糸状菌は湿潤環境を好みます。台風での雨漏り、水道管の水漏れによる壁などの湿潤は糸状菌に増殖の場を与えます。道路工事や建築工事のみでなく、病院内にアスペルギルス胞子を大量に産み出す場所を作ってはいけません。そのため、湿潤部位をみつけたら、修復したり、乾燥に努めたりするという「環境の湿潤対策」も真菌対策として重要なのです。

　医療現場において、アスペルギルス属よりも頻繁に遭遇する真菌はカンジダ属です。カンジダ属は「風」戦略は得意ではありません。むしろ、「風」への乗り方を知らないのではと思うほどです。カンジダ属が空気流に乗って伝播することはありませんが、ヒトの人生のどこかで、口腔内、腸管、膣などの粘膜に住み込み、「林」のように気付かれずに常在しています。その「林」戦略はとても上手いのです。皆さんは自分の口腔内や腸管内に現在、カンジダ属が住

み着いていることに気付いていますか？　カンジダ属はヒトの腸管や皮膚に常在し、好中球が減少したときに腸管で増殖して、腸管粘膜の小さな糜爛や潰瘍からヒトの体内に侵入します。また、中心静脈カテーテルの挿入部の皮膚バリアの破綻部位やカテーテルのハブからカンジダ属が血流に入り込むこともあります。すなわち、外来受診時や入院時には既にカンジダ属が体内に住み込んでいるので、感染対策をどんなに強化したとしても、カンジダ属から逃れることはできません。そうかといって、フルコナゾール（ジフルカン®）が頻用されている血液病棟に入院した患者に、別の患者が保菌しているフルコナゾール耐性・低感受性のカンジダ・クルセイ（*C. krusei*）やカンジダ・グラブラータ（*C. glabrata*）が伝播するようなことを許す訳にはいきません。そのためには、手指衛生を徹底したり、汚染している器具やリネンを患者間で共有しないようにするための標準予防策が大切です。

　これらを考慮すると、真菌の伝播を防ぐための原則としては、①患者から患者への伝播を防ぐための「標準予防策」、②空気を介しての伝播を防ぐための「空気流の管理」、③真菌に大量増殖できる環境を与えないための「環境の湿潤対策」が大切であるといえます。

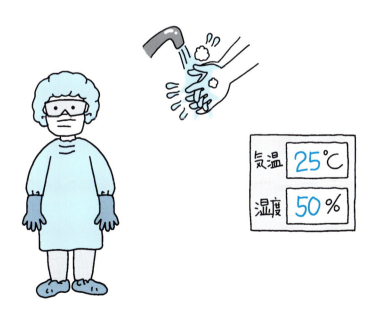

Step2 やってみましょう 真菌対策の基本

 標準予防策

　ヒトは既にカンジダ属を保菌しているので、手指衛生を強化したとしても、好中球減少時のカンジダ症を回避することはできません。また、アスペルギルス属は環境真菌であり、ヒトからヒトに伝播することはないので、やはり、手指衛生を徹底したとしても、アスペルギルス属の感染経路を遮断できません。

　それならば、真菌対策では、病原体が患者から患者に伝播することを防ぐための「手指衛生」は必要ないか、といえばそうではありません。医療従事者の手指を介して真菌が伝播することは防がなければなりません。実際、新生児集中治療室（NICU）でマラセチア属（ヒトおよび動物の皮膚に常在する酵母状真菌）によるアウトブレイクが発生し、それは自宅にペット犬がいる医療従事者の手指から伝播したものであったとの報告があります。医療従事者の手指衛生の不徹底によって真菌症のアウトブレイクは発生しうるのです。やはり、手指衛生は真菌対策としても大切な感染対策といえます。同様に、汚染したリネンや器材による伝播も避けなければなりません。真菌対策としても標準予防策は重要なのです。

Column　標準予防策

　標準予防策では「すべての血液、体液、分泌液、排泄物、傷のある皮膚、粘膜には何らかの病原体が存在している」という前提で感染対策を行います。これはすべての患者に適用され、感染症［B型肝炎ウイルス（HBV）、C型肝炎ウイルス（HCV）、HIVなど］の有無には関係ありません。標準予防策の項目には「手指衛生」「個人防護具（手袋、マスク、ゴーグル、フェースシールド、ガウン）」「患者ケア器材および器具／機器の収容・輸送・取り扱い」「環境の維持管理」「リネン」「患者配置」「労働者の安全（針刺し防止）」「咳エチケット」「安全な注射手技」「腰椎処置におけるサージカルマスクの装着」があります。

② 空気流の管理

　空気流の管理はまさに「風」戦略に対抗するためです。病院で特に問題となっているのはアスペルギルス属です。アスペルギルス胞子を含んだ空気を患者が吸い込まないように空気流を管理するのです。この場合、侵襲性肺アスペルギルス症に脆弱な患者に焦点を合わせて、空気流の管理をすることになります。そのような患者は同種造血幹細胞移植患者です。患者を防護環境（無菌室）に入室させ、アスペルギルス胞子が病室内に侵入しないように室内を陽圧にします。

　同種造血幹細胞移植患者ほどではありませんが、血液がんや固形臓器移植などの患者も侵襲性肺アスペルギルス症に罹患することがあるので、病院の内外で建築工事などが実施されているときには、土埃で汚染した空気が患者の滞在区域に流れ込まないようにします。この場合、窓を閉めるとか、病院内工事では壁などを十分にシールするといった対応をします。また、清掃するときには埃が立たないように努力します。シーツ交換のときにも埃が舞うことのないようにします。これらもまた、空気が埃で汚染することを防ぐための対策です。

　カンジダ属については、「風」戦略を採用していないので、空気流の管理をカンジダ対策として用いることはありません。

③ 環境の湿潤対策

　菌糸状真菌（アスペルギルス属や接合菌など）は濡れたままとなっている所に増殖することが得意です。水道管からの水漏れによって壁の内側が濡れたままになっているとか、雨漏りによって壁が濡れているという状況では菌糸状真菌が増殖してきます。これらは環境真菌ですから、環境に通常よりも多くの菌糸や胞子が存在すれば、空気を汚染している胞子の数も増えることになり、患者が曝露する危険性も増加することになります。従って、雨漏りや水道管の水漏れがあれば修復しておき、患者環境を常に乾燥させておくことが大切です。これは手洗い場の水回りにもいえることです。

2.2 真菌対策のための清掃：洗浄・消毒・滅菌

① 消毒薬の種類と抗真菌スペクトル

　まず、「洗浄」「消毒」「滅菌」について解説します。「滅菌」は病原体を完全に除去・破壊することを目的とした処置です。一方、「洗浄」は洗剤や界面活性剤を用いて器材や環境の表面から微生物を物理的に除去する処置です。そして、「消毒」は滅菌と洗浄の中間に位置します。消毒はほとんどすべての病原体を除去することができますが、滅菌と異なり芽胞を殺滅することはできません。「消毒」は高水準、中水準、低水準の3段階に分けられます。

　高水準消毒薬にはグルタラール、フタラール、過酢酸があり、中水準消毒薬にはアルコール、ポビドンヨード、次亜塩素酸ナトリウムなどがあります。低水準消毒薬にはクロルヘキシジン、第四級アンモニウム塩、両性界面活性剤が含まれます（表4）。

　これらの消毒薬がどの程度の殺真菌作用があるかを理解することは大切です。真菌は栄養型細菌（芽胞と異なり、増殖・代謝能を有する菌体のこと）、脂質性もしくは中型ウイルス［HIV、ヘルペスウイルス、B型肝炎ウイルス（HBV）など］より消毒薬に対する抵抗性があるからです（図2）。そのため、真菌については低水準消毒薬ではなく、中水準消毒薬もしくは高水準消毒薬が必要となります。もちろん、消毒薬を使用する前には、器材や環境表面の異物や汚れを除去するために、十分な洗浄は必要です。

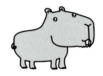

表4　消毒薬のレベル

● 高水準消毒薬

グルタラール、フタラール、過酢酸

● 中水準消毒薬

アルコール、ポビドンヨード、次亜塩素酸ナトリウムなど

● 低水準消毒薬

クロルヘキシジン、第四級アンモニウム塩（ベンザルコニウム、ベンゼトニウムなど）、両性界面活性剤

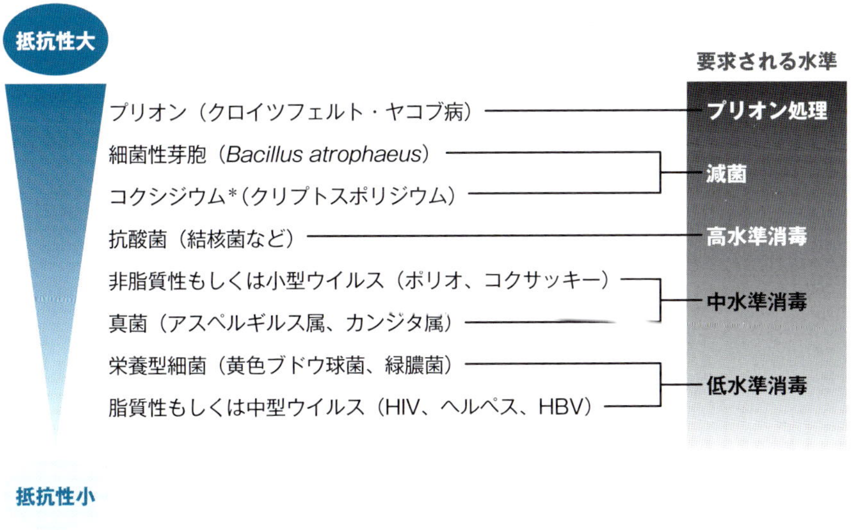

抵抗性大

要求される水準

プリオン（クロイツフェルト・ヤコブ病）　　　　　　　　　**プリオン処理**

細菌性芽胞（*Bacillus atrophaeus*）　　　　　　　　　　**滅菌**
コクシジウム＊（クリプトスポリジウム）

抗酸菌（結核菌など）　　　　　　　　　　　　　　　　　　**高水準消毒**

非脂質性もしくは小型ウイルス（ポリオ、コクサッキー）　　**中水準消毒**
真菌（アスペルギルス属、カンジタ属）

栄養型細菌（黄色ブドウ球菌、緑膿菌）　　　　　　　　　　**低水準消毒**
脂質性もしくは中型ウイルス（HIV、ヘルペス、HBV）

抵抗性小

図2　消毒および滅菌に対する微生物の抵抗性

＊：消化管などの細胞内に寄生する原生生物の一群
　　（CDC：Guideline for disinfection and sterilization in healthcare facilities, 2008より改変）

Step2 やってみましょう 真菌対策の基本

Column 消毒薬の抗真菌スペクトル

Q 抗菌薬は細菌に有効であり、抗真菌薬は真菌に有効です。そして、抗ウイルス薬はウイルスに有効です。細菌にも真菌にもウイルスにも有効な抗菌薬や抗真菌薬はありません。しかし、消毒薬は細菌にも真菌にもウイルスにも消毒効果を示します。どうしてでしょうか？

A 抗菌薬・抗真菌薬・抗ウイルス薬は病原体の単一の標的部位に作用するので、標的となる病原体が限定されています。一方、消毒薬には様々な作用メカニズムや標的部位があるので、消毒薬の効果がみられる病原体のタイプは広域なのです。

Column 消毒薬への耐性化

Q 抗菌薬・抗真菌薬・抗ウイルス薬は耐性の問題が発生するので、必要最小限の使用にするように努力されています。消毒薬には耐性の問題はないのでしょうか？

A 抗菌薬・抗真菌薬・抗ウイルス薬は患者の体内で用いられますが、消毒薬は患者の体外（皮膚）や環境表面で用いられます。そのため、多少の耐性が発生したとしても、消毒薬は器具や体外で用いられることから高濃度で使用できるので、耐性の問題は回避できます。もともと、消毒薬は作用メカニズムや標的部位が様々であることから耐性を獲得する危険性は少ないのです。

● 高水準消毒薬

　グルタラール、フタラール、過酢酸のような高水準消毒薬には殺真菌作用があるので、クリティカル器具やセミクリティカル器具の消毒に用いても真菌が生き残ることはありません。ただし、これらの消毒薬は人体や環境に用いることはできません。

● アルコール：中水準消毒薬

　アルコールは芽胞を殺滅できませんが、栄養型細菌、抗酸菌、真菌、ウイル

スには効果があります。アルコールの適切な濃度は60〜90％の水溶液です。濃度が50％以下に薄められると活性は低下します。90％以上の濃度でも効果は低下します。アルコールの抗菌活性は蛋白質変性能によるものであり、ある程度の水が必要だからです。

● ポビドンヨード：中水準消毒薬

ポビドンヨードも芽胞は殺滅できませんが、細菌、抗酸菌、ウイルスは殺菌できます。しかし、真菌についてはアルコールほどの効果はありません。特に、アスペルギルス属では薬剤との接触時間を延長する必要があります。

ポビドンヨードはヨウ素とポリビニルピロリドンの化合物です。ヨウ素が微生物の蛋白質合成を阻害し、細胞膜を変化させることによって殺菌します。

● 次亜塩素酸ナトリウム：中水準消毒薬

次亜塩素酸ナトリウムは環境消毒や洗濯などに用いられています。6.0％次亜塩素酸ナトリウム（60,000ppmの塩素）は、1：1,000希釈すると塩素60ppmを提供し、1：10希釈は6,000ppmとなります。床などの血液飛散には1：10〜1：100希釈して使用されるので、6,000ppm〜600ppmとなります。

有機物がなければ塩素はマイコプラズマでは25ppm、栄養型細菌では5ppm未満で殺菌性を示します。200pmでは25種類のウイルスが10分未満で不活化され、カンジダ属は500ppm（30秒）で殺菌されます。従って、日常的に用いる濃度1：100希釈（600ppm）で真菌に対応できます。

次亜塩素酸ナトリウムは酵素反応の阻害、細胞内の蛋白質の変性、核酸の不活性化などによって消毒効果を示すといわれています。

● クロルヘキシジン：低水準消毒薬

クロルヘキシジンはグラム陽性菌への活性は良好ですが、グラム陰性菌および真菌には活性がやや低い傾向にあります。結核菌には無効です。エンベロープを持つウイルス（HIVやヘルペスウイルスなど）には活性がありますが、エンベロープを持たないウイルス（アデノウイルス、エンテロウイルス、ロタウイルス）への活性は低いです。残留活性がかなりあるので、アルコールに加

79

えることによって効果の増強が期待できます。

クロルヘキシジンは低濃度では細胞壁を透過して、細胞膜透過性の障害、膜結合酵素の阻害、ATPや核酸の凝固・沈殿によって消毒効果を示します。

● 第四級アンモニウム塩：低水準消毒薬

第四級アンモニウム塩は高濃度では一部の病原体に殺菌的に作用しますが、基本的には静菌的かつ静真菌的です。細菌には比較的活性がありますが、抗酸菌や真菌への活性は比較的弱いことが知られています。

第四級アンモニウム塩は蛋白質の変性、膜透過性の障害による溶菌、酵素の障害などによって消毒効果を示します。この薬剤は優れた洗浄剤でもあります。

② 環境表面の清掃・消毒方法

真菌はカンジダ属のように既にヒトの体内に住み込んでいる場合と、アスペルギルス属のように胞子に汚染された外部の空気の流入によって伝播する場合があります。それに加えて、環境表面や患者から医療従事者の手指を介して別の患者に伝播することもあります。真菌に限らず、すべての患者の周囲環境には何らかの病原体［メチシリン耐性黄色ブドウ球菌（MRSA）、アシネトバクター属など］が付着している可能性があるので、環境表面の清掃は大切です。

真菌症患者の病室の環境表面の清掃については日常的な清掃で構いません。この場合、洗浄剤もしくは低水準消毒薬を用いた清掃ということになります。重症真菌症の患者の病室だからといって特別な消毒は必要ありません。ニューモシスティス肺炎の患者についても同様です。

ただし、清掃法については埃を立てないようにします。例えば、ベッドの上や床頭台の上などの埃が舞い上がることは避けるべきです。これは「風」戦略のアスペルギルス胞子が空気中に浮遊することを手助けすることになるからです。抵抗力のある患者が入院している病室であればアスペルギルス属はほとんど問題ないのですが、血液病棟や防護環境（無菌室）のような抵抗力が極端に低下している患者がいる区域では埃を立てない清掃が必要です。

❸ 患者周辺と物品の洗浄・消毒・滅菌方法

　患者周辺の物品（移動式便器、吸引ボトルなど）には患者が保菌している様々な病原体が付着しています。もちろん、カンジダ症の患者ではカンジダ属が付着しているかもしれません。また、肺アスペルギルス症の患者では咳込んだときにアスペルギルス胞子が周辺の物品に付着することもあります。それではこれらの物品には特殊な消毒が必要かというと、そうではありません。侵襲性肺アスペルギルス症のように重篤な状況になっているからといって、患者周辺の環境や物品を消毒・滅菌する必要はないのです。家庭用洗浄剤にて洗浄することで十分です。

❹ リネンの交換と洗浄・消毒・滅菌方法

　汚れたリネンには血液、皮膚、糞便、尿、吐物、体組織、体液などの生体物質由来の微生物が付着しています。それらを不適切に取り扱うと（リネンを振るなど）、リネンに付着している微生物によって周辺環境が汚染することがあります。また、空気中に散布されることもあります。アスペルギルス胞子などがリネンに付着していれば、それが空気中を舞うことになります。そのため、リネンの交換時には周辺の汚染を避け、埃などが飛散しないように適切に取り扱うことが大切です。

　熱湯洗浄は有効な洗濯消毒法ですが、洗濯機の回転、洗剤、漂白剤の量を注意深く管理すれば、22〜50℃の低温度でも十分に微生物汚染を減らすことができます。このような低温度洗濯の効果は漂白剤の存在に強く左右されます。また、湿ったリネンを機械の中で一晩残さないことも大切です。濡れたリネンは真菌などに増殖の場を与えてしまうからです。乾燥やアイロンかけ時の高い温度も十分な殺菌作用を提供します。

　汚れたリネンには多数の病原体が付着していますが、洗濯済のリネンによって感染症が伝播する危険性は無視できる程度です。そのため、真菌に限らず、ウイルスや細菌に感染している患者が使用したリネンには通常の洗濯をします。重症真菌症ということで、リネンを消毒したり滅菌したりする必要はありません。

床・廊下の清掃方法

　真菌感染症の患者の病室や病棟の床や廊下の清掃方法は通常の方法で行います。しかし、病室にカーペットが敷き詰められている場合には、掃除機で清掃するとアスペルギルス胞子が空気中に拡散してしまいます。そのため、造血幹細胞移植患者が入院している病棟では、アスペルギルス胞子が病棟の空気中を漂うことを避けるために、HEPAフィルタ（p.85参照）付の掃除機を使用する必要があります。ハードフロアであっても埃が立たないように清掃することが大切です。

　浴室の床についても真菌対策が必要です。浴室は足白癬の患者も利用します。患者は裸足で浴室に立ち入るので、床に白癬菌が付着します。しかし、足白癬の患者が入浴した後であっても、浴室の床が患者ごとに十分に洗浄されていれば、消毒する必要はありません。

　ただし、足拭きマットはこまめに交換する必要があります。皮膚糸状菌は湿潤環境を好みます。そのため、浴室の足拭きマットは皮膚糸状菌の増殖場所として最適です。このようなマットが使用されていると、足白癬の患者がマットの上に立ったときに、足からマットに皮膚糸状菌が移動します。そして、マットの上では皮膚糸状菌が増殖し、そこに次の患者が足を踏み入れると、その足に皮膚糸状菌が付着します。そのようなことを避けるために、足拭きマットは患者ごとに交換します。

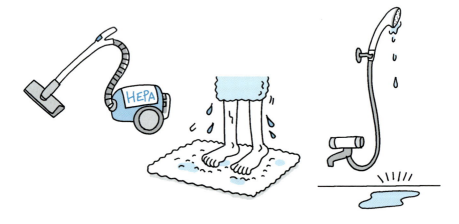

2.3 空調設備の管理が大切

❶ 空調設備の一般的な機能

　病院の空調設備の機能には「冷暖房」と「換気」があります。「冷暖房」では「温度調節」（暖房と冷房）および「湿度調節」（湿度の高い空気を病室に供給する加湿、結露対策として湿度の低い空気を病室に供給する除湿）があります。「換気」には「空気質調節」（病室の臭気や蒸気などの除去のために適切な換気量を確保する空気浄化、CO_2濃度上昇を抑制するために新鮮空気を取り入れる外気取り入れ）および「気流調節」（清浄区域から汚染区域への気流方向の維持）があります。

　壁や窓などに結露が発生すると真菌が増殖する場を与えることになるので、湿度調節は重要な真菌対策です。また、アスペルギルス胞子を含んだ空気が工事区域から患者区域に流れ込まないようにするための気流調節も重要な対策となります。

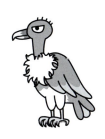

❷ 自施設の空調設備で知っておくべきこと

　病室や外来の温度と湿度が不適切であると、患者や医療従事者が寒さや暑さを感じたり、空気の乾燥や湿気を感じて不快になります。また、空気の清浄度が適切に維持されていないと、患者のみならず、医療従事者もまた病原体に曝露してしまいます。これらについて、日本医療福祉設備協会の『病院設備設計ガイドライン（空調設備編）』が推奨条件を提示しています。

温湿度条件

　病室の温湿度条件は、夏季は26℃、50％（相対湿度）、冬季は23℃、50％が推奨されています。外来診察室および待合室については夏季26℃、50％、冬季24℃、50％ですが、診察室は、患者が服を脱いだり薄着になるので、待合室よりも温度を高めに設定するのが望ましいとされています。手術室は夏季24℃、50％、冬季26℃、55％、ICUは夏季24℃、50％、冬季25℃、50％となっています。

空気の清浄度クラス

　空気の清浄度クラスは5段階に分けられており、清浄度の高い区域から順に、『高度清潔区域（バイオクリーン手術室、防護環境）』、『清潔区域（一般手術室）』、『準清潔区域（ICU、冠疾患集中治療室（CCU）、NICU、血管造影室など）』、『一般清潔区域（一般病室、診察室、待合室、救急外来など）』、『汚染管理区域（細菌・病理検査室、解剖室、内視鏡室など）、拡散防止区域（患者用便所、使用済リネン室、汚物処理室など）』となっています。『高度清潔区域』〜『清潔区域』は室内圧が陽圧であり、『汚染管理区域』および『拡散防止区域』は陰圧です。『一般清潔区域』は等圧です。これらのそれぞれに換気回数や空気フィルタが設定されています。

③ HEPA フィルタの管理方法

HEPA フィルタとは

HEPA（High Efficiency Particulate Air）フィルタは直径が0.3μm より大きい粒子を少なくとも99.97%の効率で除去するフィルタです。ちなみに、アスペルギルス胞子は直径$2.5\sim3.0\mu$m です。

HEPA フィルタの寿命

HEPA フィルタの維持費は他のフィルタと比較して高額です。そのため、プレフィルタを用いて、比較的大きな粉塵を前もって除去することによって、HEPA フィルタの寿命を延ばします。実際、プレフィルタを使用すれば HEPA フィルタの寿命は約25%増加します。さらに、プレフィルタの後に90%の効果のフィルタを装着すれば、HEPA フィルタの寿命は9倍に増加します。このようにすれば HEPA フィルタは10年間使用できます。しかし、長期間の使用後の HEPA フィルタには環境の化学物質が付着しているので、フィルタがこれらの化学物質を放出するかもしれません。それゆえ、適切な頻度の交換が必要となります。フィルタの再生や交換は使用環境によって様々ですが、目安としてプレフィルタは2〜6ヵ月、HEPA フィルタは3年程度で交換します。

フィルタ交換と圧力損失

フィルタに空気が通過するとき、空気の流れが妨げられるのでフィルタ通過後の空気圧が低下します。その低下値を「圧力損失」といい、Pa（パスカル）で表示します（圧力損失＝フィルタ通過前の空気圧－フィルタ通過後の空気圧）。圧力損失の計測には微差圧計を用いますが、フィルタでの埃や粒子の蓄積が過剰となって圧力損失が上昇するとメインテナンスの時期となります。微差圧計が仕様書に記載されている値を超えたとき、もしくは、最終圧力損失が初期圧力損失の2〜3倍になったときに交換します。

HEPA フィルタが適切に処理されなければ、粉塵による目詰まりによって圧力損失は著しく増加し、集塵能力が低下するので、フィルタに付着している粉塵が再飛散する可能性があります。

● フィルタの交換と再利用

　HEPAフィルタは再生が難しいため交換します。交換時には使用済のフィルタはバッグに入れて、廃棄します。プレフィルタは、水による洗浄や掃除機による吸引などによって粉塵を除去します。洗った後は陰干しして乾燥させ、再利用します。

④ 清掃時・メインテナンス時のチェックポイント

　空調設備の清掃時やメインテナンス時には、フィルタが汚染していないか、裂け目がないかなどをチェックします。もちろん、フィルタが製造元の推奨使用時間を超えて使用されていないかも確認します。フィルタを交換するときにはフィルタに付着している埃などが周囲環境に飛散しないように丁寧に取り扱い、バッグに入れて廃棄します。

⑤ 室外設備について

　空調設備の室外設備には冷却塔があります。これは水の蒸発を利用して温水を冷却する熱交換器です。ここでは真菌ではなく、レジオネラ属（水中や土壌中など自然界に広く生息している細菌）が問題となります。冷却塔では、6～9月には水温が15～34℃となり、また塔内で有機物質などが濃縮されるのでレジオネラ属が増殖し易くなっています。冷却塔は増殖した菌を空中へ飛散させるため、適切に管理しなければなりません。この場合、「レジオネラ属殺菌剤の注入」「水垢、腐食、スライム防止のための薬剤注入」「定期的な洗浄と点検」「レジオネラ属の検査」などを実施します。

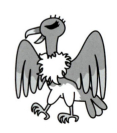

Step3

やってみましょう
真菌対策の実際

3・1 施設内の設備管理と真菌対策

① 一般病棟

感染リスク・感染経路

真菌症は抵抗力が低下していたり、好中球が減少している患者で問題となる感染症です。そのため、がん病棟や防護環境（無菌室）に入院している患者に比較して、一般病棟の患者でのリスクは低いといえます。しかし、一般病棟であっても、基礎疾患の治療のためにステロイドや免疫抑制薬が投与されている患者がいます。ステロイドのパルス療法などが実施されている場合もあります。そのため、全くリスクがない訳ではありません。真菌症のリスクとして知られているのは、腎不全・透析、糖尿病、上部消化管穿孔、ステロイドや免疫抑制薬の投与、重症急性膵炎、中心静脈カテーテル留置、ICU入室、人工呼吸器管理などです。

ほとんどの人は、もともと、口腔内や腸管内にカンジダ属を保菌しています。そして、抵抗力が低下したときに局所で増殖したり、皮膚や粘膜の破綻部位から体内に侵入することによって、カンジダ症を発症します。すなわち、カンジダ症は他の患者や環境表面からの伝播よりも、患者が既に持っているカンジダ属が感染症を引き起こすことの方が断然多いのです。

アスペルギルス属や接合菌のような菌糸状真菌については、一般病棟で問題となることはほとんどありません。しかし、病棟内や周辺で改修工事などがなされているときには、菌糸状真菌対策として、埃が病室に流れ込まないようにする必要はあります。

ニューモシスティス・イロベジー（*Pneumocystis jirovecii*）についても、一般病棟で問題になることはほとんどありません。しかし、「ST合剤［スルファメトキサゾール・トリメトプリム（バクタ®）］の予防投与がされていない免疫不全患者」がニューモシスティス肺炎の患者と同室になれば空気感染する危険

性が高まります。また、上気道炎の幼児の鼻咽頭からニューモシスティス・イロベジー（*P. jirovecii*）が検出されることもあるので、そのような幼児から空気感染する可能性もあります。

感染予防策

　ときどき、「病棟に生花を持ち込むことを禁止します」と掲示してある病院があります。生花の持ち込み禁止の目的は侵襲性肺アスペルギルス症を回避することです。生花の表面や土壌からアスペルギルス属が検出されるため、このような禁止令を出しているのです。しかし、侵襲性肺アスペルギルス症は同種造血幹細胞移植患者のような厳しい免疫不全患者で問題となるのであって、一般病棟に入院している患者ではほとんど問題となりません。それゆえ、一般病棟に生花を持ち込んでも構わないのです。一般病棟では、カンジダ症が問題になるのであり、アスペルギルス症にはそれほど遭遇しないのです。

　一般病棟でも中心静脈カテーテルが利用されることがあります。中心静脈カテーテルを挿入するときにはマキシマル・バリアプリコーションを用いることが大切です。そして、中心静脈カテーテルが挿入されている患者が「眼がかすむ」「虫が飛んでいる」「物がゆがんでみえる」などの症状を訴えた場合にはカンジダ眼内炎の可能性があるので、眼科に受診させます。このような症状を訴えなくても、カテーテルが挿入されている期間は定期的な眼科受診が必要です。

　ニューモシスティス・イロベジー（*P. jirovecii*）も真菌ですが、この病原体はエイズ患者や血液がん患者のような免疫不全患者においてニューモシスティス肺炎を引き起こします。空気感染によってヒト─ヒト伝播しますが、空気予防策は必要ありません。ニューモシスティス・イロベジー（*P. jirovecii*）は抵抗力に問題のない患者や医療従事者には何ら問題を引き起こさないからです。しかし、ST合剤［スルファメトキサゾール・トリメトプリム（バクタ®）］の予防投与がされていない免疫不全患者がニューモシスティス肺炎の

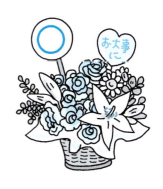

患者に曝露すると、感染してニューモシスティス肺炎を発症する危険性があるので、大部屋に「ニューモシスティス肺炎の患者」と「ST合剤の予防投与がされていない免疫不全患者」を同室にすることは避けるようにします。

　感染症を引き起こしているのは真菌のみではありません。耐性菌（MRSAや緑膿菌など）が医療従事者の手指を介して、患者から患者に伝播しないように手指衛生を徹底することも大切です。

感染を疑う場合

　カンジダ症を疑う状況には様々なものがありますが、一般病棟の患者に次のような症状がみられれば積極的に疑います。

- 口腔内に白苔がみられる➡口腔咽頭カンジダ症
- 中心静脈カテーテルが挿入されている患者が眼症状を訴える➡カンジダ眼内炎
- 腎不全・透析、糖尿病、上部消化管穿孔、重症急性膵炎などの患者において、抗菌薬に反応しない発熱が続く➡カンジダ血症など

　一般病棟では、カンジダ症が問題となりますが、気管支拡張症や陳旧性肺結核のある患者に血痰がみられるような場合には、単純性肺アスペルギローマなどの慢性肺アスペルギルス症を疑う必要があります。

発生した場合の具体的な対策

　患者にカンジダ症の可能性があれば、画像検査（CTなど）を実施するとともに、培養検査（血液や膿など）、β-D-グルカンなどの血清学的検査を実施します。カンジダ血症の場合、治療薬としてはキャンディン系［ミカファンギン（ファンガード®）およびカスポファンギン（カンサイダス®）］を投与することになりますが、ニューモシスティス肺炎の場合にはST合剤［スルファメトキサゾール・トリメトプリム（バクタ®）］を開始します。ただし、HIV感染者／エイズ患者ではST合剤による過敏症（発熱や発疹など）の発現頻度が高いので気を付けます。中心静脈カテーテルが挿入されていれば抜去し、眼科に受診させます。

❷ がん病棟・防護環境（無菌室）

感染リスク・感染経路

　がん病棟や防護環境（無菌室）の患者では、口腔や腸管の粘膜に保菌されていたカンジダ属が抗がん剤によって好中球が減少したときに増殖します。そして、抗がん剤や照射によって障害が与えられた腸管粘膜から体内に侵入し、カンジダ血症や慢性播種性カンジダ症（肝脾膿瘍）に進展することがあります。

　このようなカンジダ症を発症し易い状況に加えて、同種造血幹細胞移植患者では侵襲性肺アスペルギルス症が問題となります。アスペルギルス胞子は空気中に浮遊して、気流に乗って病室内に到達します。それを免疫不全患者が肺に吸い込むことによって感染します。特に、病院周囲や病院内で道路工事や建築工事などが実施されていると、空気がアスペルギルス胞子に汚染されるので、入院中の患者が吸い込む危険性は高くなります。この感染症は死亡率が極めて高いので、予防が大切です。

　ニューモシスティス・イロベジー（*P. jirovecii*）も空気感染します。がん病棟・防護環境（無菌室）に入院している患者はニューモシスティス肺炎を発症するハイリスク患者です。ST合剤［スルファメトキサゾール・トリメトプリム（バクタ®）］の予防投与がされていない免疫不全患者の病室にニューモシスティス肺炎の患者が入院すると、空気を介して感染する可能性があります。

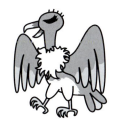
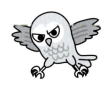

● 感染予防策

　がん病棟・防護環境（無菌室）では、抵抗力の低下している患者や好中球が減少している患者の割合が多いので、真菌症を発症するリスクが高い患者も多いと判断できます。そのため、造血幹細胞移植患者ではフルコナゾール（ジフルカン®）の予防投与が行われています。このような病棟ではフルコナゾールの使用頻度が他の病棟よりも高いので、フルコナゾール耐性・低感受性のカンジダ属［カンジダ・クルセイ（C. krusei）やカンジダ・グラブラータ（C. glabrata）］の割合が増加していることがあります。医療従事者の手指衛生が不十分の場合、これらの病原体が複数の患者に伝播する危険性があるので、手指衛生の徹底が求められます。

　がん患者や造血幹細胞移植患者はカンジダ症の発症のハイリスクであるばかりでなく、侵襲性肺アスペルギルス症にも脆弱なことから、アスペルギルス属によって汚染された空気が病棟内に流れ込まないようにしなければなりません。特に、同種造血幹細胞移植患者は防護環境（無菌室）に入室させるようにします。

　一般病棟で持ち込むことはできる生花はがん病棟にも持ち込むことはできますが、防護環境（無菌室）に持ち込むことは避けます。同種造血幹細胞移植患者は侵襲性肺アスペルギルス症について最もリスクの高い患者だからです。

　がん病棟・防護環境（無菌室）では、「ニューモシスティス肺炎の患者」と「ST合剤［スルファメトキサゾール・トリメトプリム（バクタ®）］の予防投与がされていない免疫不全患者」を同室にしないようにします。ニューモシスティス・イロベジー（P. jirovecii）は空気感染するからです。しかし、そのような患者を空気予防策で対応する必要はありません。医療従事者は免疫不全ではないので、病室に入室したからといってニューモシスティス肺炎を罹患することはないからです。

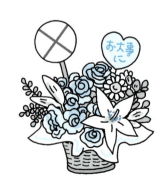

感染を疑う場合

化学療法や基礎疾患によって好中球が減少している患者において、抗菌薬を1週間以上使用しても発熱が続いている場合には真菌症の合併を疑います。多くはカンジダ症ですが、余りにも抵抗力が低下している患者では侵襲性肺アスペルギルス症やムーコル症のこともあります。この場合、血液培養を2セット実施し、CTなどの画像診断検査を行います。また、β-D-グルカンなどの血清学的検査をします。

また、ST合剤［スルファメトキサゾール・トリメトプリム（バクタ®）］の予防投与がされていない免疫不全患者が発熱、咳嗽、低酸素となっていれば、ニューモシスティス肺炎を疑います。この場合には胸部CT検査、気管支鏡検査・気管支肺胞洗浄検査、β-D-グルカンの測定などを実施します。

発生した場合の具体的な対策

好中球減少患者での抗菌薬に反応しない発熱については、真菌症の診断のもとでエンピリックに抗真菌薬を開始します。この場合、カンジダ血症を想定して、キャンディン系にて治療を開始して、カンジダ・アルビカンス（C. albicans）が原因真菌種であったらフルコナゾール（ジフルカン®）に切り替えます。中心静脈カテーテルが留置されている場合は、基本的には抜去します。しかし、好中球減少患者では中心静脈カテーテル以外からカンジダ属が侵入していることがほとんどなので、必ずしも抜去する必要はありません。カンジダ血症や中心静脈カテーテル留置の患者ではカンジダ眼内炎が気になるところですが、好中球減少患者ではカンジダ眼内炎を合併していても明らかな眼内炎の所見がみられません。そのため、眼科受診は好中球が回復するまで待ちます。

がん病棟・防護環境（無菌室）では抗真菌薬が頻用されていることから、耐性真菌が蔓延していることがあります。そのため、必ず培養検査を実施し、原因真菌種および感受性を確認しておく必要があります。

好中球減少症患者（特に、同種造血幹細胞移植患者）は侵襲性肺アスペルギルス症に罹患する危険性があります。万一、侵襲性肺アスペルギルス症を発症したら、迅速に対応しなくてはなりません。侵襲性肺アスペルギルス症は発熱や倦怠感、咳嗽、呼吸困難などの症状を呈し、急速に悪化するからです。抗真

菌薬としてはボリコナゾール（ブイフェンド®）もしくはアムホテリシンＢリポソーム製剤（アムビゾーム®）を用います。

胸部CT検査や気管支肺胞洗浄検査にてニューモシスティス肺炎が診断された場合にはST合剤［スルファメトキサゾール・トリメトプリム（バクタ®）］による治療を行います。

外来待合室と処置室

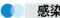 感染リスク・感染経路

外来待合室や処置室では患者が滞在する時間は病棟よりも短く、病原体に曝露するチャンスは少ないのが一般的です。また、外来患者は入院患者より抵抗力は維持されていることがほとんどです。そのため、真菌症のリスクは少ないといえます。もちろん、カンジダ属を保菌している外来患者のケアの後に、医療従事者の手指衛生が不十分なために、そのカンジダ属が別の患者に伝播する危険性はあります。

外来患者でときどきみられるのは口腔咽頭カンジダ症です。これは患者がもともと口腔咽頭に持っていたカンジダ属が基礎疾患（エイズ、リンパ腫など）やステロイド・免疫抑制薬による治療などによって抵抗力が低下したときに増殖して、白苔がみられるようになったものです。

稀に、外来待合室で問題となるのは、ニューモシスティス肺炎です。ニューモシスティス・イロベジー（P. jirovecii）は空気感染するので、外来待合室でアウトブレイクが発生することがあります。

感染予防策

外来での真菌対策は標準予防策で行います。すなわち、医療従事者の手指衛生を徹底します。また、患者も咳エチケットをします。ニューモシスティス肺炎が疑われている患者が他の免疫不全患者に濃厚接触しないような配慮も必要です。例えば、免疫不全患者が咳嗽と発熱を呈している場合や肺炎に低酸素血症を伴っている場合には、別室に誘導するといった対応を行います。

感染を疑う場合

免疫不全患者（がん患者やエイズ患者など）が発熱、咳嗽、低酸素血症を訴えた場合、ST 合剤［スルファメトキサゾール・トリメトプリム（バクタ®)]による予防投与がされていなければ、ニューモシスティス肺炎を疑います。皮下埋没型中心静脈ポートが留置されている患者が眼症状を訴えたらカンジダ眼内炎を疑います。口腔咽頭に白苔が付着していれば、口腔咽頭カンジダ症を疑います。

発生した場合の具体的な対策

カンジダ眼内炎やカンジダ血症がみられた患者に皮下埋没型中心静脈ポートが留置されていれば、抜去することを検討します。がん患者や造血幹細胞移植患者がニューモシスティス肺炎を合併した場合はエイズ患者よりも重症化するため、入院加療が必要となります。この場合、入院して ST 合剤［スルファメトキサゾール・トリメトプリム（バクタ®)]による治療を開始します。ただし、HIV 感染者／エイズ患者では ST 合剤に対するアレルギー反応（発熱や発疹）がみられることがあるので注意します。

口腔咽頭カンジダ症は軽症であればクロトリマゾール（エンペシド®）トローチもしくはミコナゾール（フロリード®）ゲルを用いての外来治療が可能です。食道カンジダ症を合併している場合には、嚥下痛や胸骨後部の疼痛が強ければ入院が必要かもしれません。

95

Step3 やってみましょう 真菌対策の実際

 水回り

感染リスク・感染経路

　水に濡れている所は真菌（特に糸状菌）のみならず、緑膿菌など様々な病原体が増殖する環境です。そのため、手洗い場やシャワー室などが濡れたままとなっていることは真菌の増殖の危険性を増大させることになります。また、浴室の床や足拭きマットは皮膚糸状菌が付着していて、白癬症の感染源となっていることがあります。

感染予防策

　手洗い場の周辺が常時濡れていることのないようにします。浴室の床も洗浄と乾燥を行います。また、足拭きマットはこまめに交換します。

感染を疑う場合

　水回りのような湿潤環境には真菌のみならず、様々な微生物が繁殖します。もし、通常余りみられない真菌によるアウトブレイクが発生した場合には、感染源の調査対象の1つとして水回りを考えます。

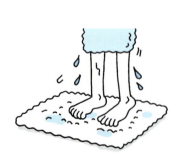
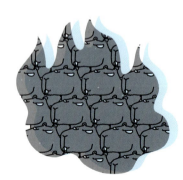

発生した場合の具体的な対策

水回りが真菌症のアウトブレイクの感染源であることが判明した場合には、十分な洗浄と消毒をします。通常は環境表面の消毒は実施しないのですが、アウトブレイク時には消毒することを考慮します。この場合、次亜塩素酸ナトリウムにて消毒します。

5 施設の改修工事時

工事前の事前対策

施設の改修工事では土を掘り返したり、古い壁を剥がしたりするため、埃が空気中に舞うことになります。埃にはアスペルギルス属や接合菌などの胞子が含まれていて、風によって、胞子が病棟内に流れ込みます。実際、病院での侵襲性肺アスペルギルス症のアウトブレイクが、建物の破壊・建築・改築のような空気中のアスペルギルス胞子数を増加させる状況で発生しています。そのため、病院が施設の改修工事を計画するときには、アスペルギルス対策を強化しなければなりません。

具体的には、「工事期間はどの程度なのか？」「侵襲性肺アスペルギルス症についてハイリスクの患者（造血幹細胞移植患者など）はどの病棟にいるのか？」「HEPAフィルタは何台あるのか？」「工事の労働者の病院内での動線はどうなっているのか？」「侵襲性肺アスペルギルス症のこれまでの院内での症例数はどの程度であったのか？」などを確認します。

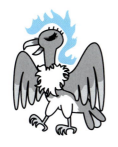
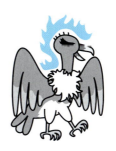

Step3 やってみましょう 真菌対策の実際

工事中の患者対策

　工事中は、患者、医療従事者、面会者はできるだけ改修工事区域を避けるように啓発します。N95マスクはエアロゾルに有効であると評価されているので、病院の改修工事区域の近くを移動する間はアスペルギルス曝露を防ぐために、患者にN95マスクを使用することを推奨している専門家もいます。しかし、患者がN95マスクを適切に装着することは困難なので、実際にはサージカルマスクを使用します。そして、工事区域に立ち入るとしても、そこでの滞在時間を最小限とします。工事区域に立ち入った場合には衣類を交換して、手指衛生をします。

工事中の病棟対策（病室内・廊下など）

　廊下やテーブルの上などに土埃が溜まっているときには、速やかに清掃します。環境表面の培養検査は必要ありません。工事中は侵襲性肺アスペルギルス症の患者数が工事前に比較して、増加していないかどうかの確認が大切です。もし、6ヵ月間で2倍以上のアスペルギルス症の発生があれば、感染対策のための環境評価を行います。

　同種造血幹細胞移植患者は防護環境（無菌室）に入室させます。通常は、自家造血幹細胞移植患者は防護環境（無菌室）に入室させる必要はありませんが、好中球減少が遷延し、かつ、アスペルギルス感染の危険性が高い場合は防護環境に入室させます。病棟や外来が改修工事中の場合には、空気中に浮遊しているアスペルギルス胞子の濃度が高くなるので、このような対策が特に重要となります。

改修工事部分の対策

　工事の期間は病棟に埃が入らないように、しっかりしたバリアを設置します。例えば、病院内の改修工事を実施するときには、工事の対象となる病室入口に簡易間仕切りをおいて、その周囲を十分にシールドし、工事中の室内から埃が廊下に流れ出ないようにします。このバリアにはアスペルギルス胞子が通り抜けないものを選ばなければなりません。また、工事期間中は、ドアの開閉によって埃が飛散しないようにしたり、汚染した空気や埃が病棟に流れ込まな

いようにします。工事労働者は衣服がアスペルギルス胞子に汚染されている可能性があるので、工事用エレベータを使用して、病棟・外来患者用エレベータの汚染を防ぐようにします。また、特別な通路や出入り口を建築工事専用に設置することも大切です。工事労働者が汚染区域から病棟などに立ち入るときには、靴裏の土埃を病棟に持ち込まないように、ウェットマットなどで靴から土を拭い去るようにします。

近隣での工事時の対策

病院の周辺や近隣で道路工事や建築工事が実施されているときは土埃が大量に発生し、周辺の空気がアスペルギルス属や接合菌の胞子によって汚染されている可能性があります。そのため、免疫不全患者は工事現場には近付かないように啓発することが大切です。

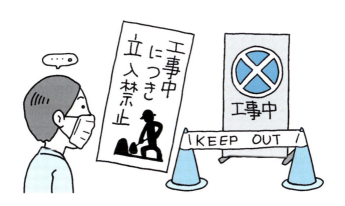

Step3 やってみましょう 真菌対策の実際

3・2 患者と真菌対策

① 造血幹細胞移植患者・血液がん患者・固形がん患者

● 感染リスク・感染経路

　造血幹細胞移植患者・血液がん患者・固形がん患者は真菌感染症についてハイリスクです。その理由は「基礎疾患によって抵抗力が低下している」「抗がん剤によって好中球が減少している」「抗がん剤によって腸管粘膜が障害され、腸管内微生物の体内への侵入口となっている」「中心静脈カテーテルが挿入されている」などがあります。このような状況によって腸管内でカンジダ属が増殖し、粘膜を通過して体内に入り込むチャンスが増大しているのです。

　また、このような患者ではマクロファージや好中球が障害・減少していることから、アスペルギルス胞子を肺に吸い込むと侵襲性肺アスペルギルス症に進展する可能性も高くなります。さらに、ST合剤［スルファメトキサゾール・トリメトプリム（バクタ®）］の予防投与がされていない免疫不全患者がニューモシスティス肺炎の患者に近付くと、ニューモシスティス肺炎に罹患する可能性があります。

● 感染予防策

　ほとんどの人は血液がんや固形がんになる前から、カンジダ属を口腔や腸管の粘膜に保菌しています。従って、造血幹細胞移植や抗がん剤によって引き起こされるカンジダ症を回避することは困難です。特に、造血幹細胞移植患者では大量の抗がん剤や全身照射によって好中球がほぼ消失し、腸管粘膜にダメージが与えられています。そのため、同種造血幹細胞移植患者ではフルコナゾール（ジフルカン®）の予防投与がされています。血液病棟ではこのようにフルコナゾールが使用される患者数が多いので、フルコナゾール耐性・低感受性のカンジダ属［カンジダ・クルセイ（*C. krusei*）やカンジダ・グラブラータ（*C.*

100

glabrata）〕が蔓延していることがあります。それゆえ、耐性カンジダが患者から患者に移動しないように医療従事者の手指衛生を徹底します。

　また、このような患者は侵襲性肺アスペルギルス症に罹患する危険性が高いので、アスペルギルス胞子を吸い込ませない努力が必要です。そのため、同種造血幹細胞移植患者は防護環境（無菌室）に入室させてアスペルギルス胞子に曝露しないようにします。特に、病棟の近くで道路工事や建築工事が実施されているときには、自家造血幹細胞移植患者であっても防護環境に入室させます。自家造血幹細胞移植患者は同種造血幹細胞移植患者と異なり移植後に移植片対宿主反応を経験しないので、免疫は幾分保たれていますが、アスペルギルス胞子が空気中を大量に飛び交っているような状況では防護環境に入室する方が望ましいといえます。

　アスペルギルス胞子はカーペットなどにも付着しているので、掃除機をかけるときには HEPA フィルタが装着されたものを使用します。リネンを交換したり、病室環境を清掃するときには埃を立たせない努力も必要です。

Column　造血幹細胞移植の種類について

　造血幹細胞移植には幹細胞の採取手段に基づいて、骨髄移植、末梢血幹細胞移植、臍帯血移植があります。骨髄移植ではドナーの腸骨から骨髄細胞を採取します。末梢血幹細胞移植では化学療法からの回復期もしくは顆粒球コロニー刺激因子（G-CSF）投与後に幹細胞が末梢血へ流れ出たときに採取するものです。臍帯血移植では臍帯血を移植します。

　これに加えて、幹細胞の採取元によって（誰から採取されたかによって）、「自家移植」と「同種移植」があります。自家移植とは自分自身の骨髄細胞や末梢血幹細胞を移植するものです。同種移植は家族（兄弟など）もしくは骨髄バンクのドナーといった他人の骨髄細胞や末梢血幹細胞を移植するものです。骨髄の採取手段と採取元によって、自家末梢血幹細胞移植や同種骨髄移植などの移植があります。

　同種移植ではドナー由来のリンパ球による移植片対宿主反応（GVHD：Graft Versus Host Disease）を合併することがあります。そのため、ステロイドや免疫抑制薬を投与して GVHD の予防や治療を行います。従って、自家移植患者に比較して、同種移植患者の免疫は大きく低下しているのです。

ニューモシスティス肺炎対策としては、免疫不全の患者にはST合剤［スルファメトキサゾール・トリメトプリム（バクタ®）］の予防投与を行います。もし、予防投与ができないならば、ニューモシスティス肺炎の患者と同室にならないようにします。

感染を疑う場合

抗がん剤によって好中球が減少しているときに、抗菌薬に反応しない発熱がみられた場合には真菌症を疑います。この場合、カンジダ血症を疑いますが、侵襲性肺アスペルギルス症の可能性もあります。これらの疾患を鑑別するために、血液培養、胸部CT検査、β-D-グルカンや細胞壁ガラクトマンナン抗原などの血清学的検査を実施します。また、ST合剤［スルファメトキサゾール・トリメトプリム（バクタ®）］による予防投与がされていない免疫不全患者において、発熱および咳嗽に加えて、低酸素血症がみられる場合にはニューモシスティス肺炎も考慮します。

発生した場合の具体的な対策

造血幹細胞移植患者・血液がん患者・固形がん患者において深在性真菌症がみられたら、抗真菌薬を迅速に投与する必要があります。この場合、病棟において、どのような真菌が分離されているかを知っておくことは、抗真菌薬を選択する上において大切なことです。また、抗真菌薬を開始する前には血液培養などの培養検査を実施し、原因真菌種の同定および感受性を確認しておくことも大切です。例えば、原因真菌種がカンジダ・クルセイ（*C. krusei*）やカンジダ・グラブラータ（*C. glabrata*）であった場合にはフルコナゾール（ジフルカン®）ではなく、キャンディン系などに変更する必要があるのです。

ニューモシスティス肺炎を合併した場合にはST合剤［スルファメトキサゾール・トリメトプリム（バクタ®）］による治療を14日間実施します。造血幹細胞移植患者・血液がん患者・固形がん患者はHIV感染者／エイズ患者に比較して、ニューモシスティス肺炎の呼吸器症状や全身状態が悪いので、十分な支持療法を行います。

❷ 外科手術後患者・ICU 患者

● 感染リスク・感染経路

　外科手術後患者・ICU 患者はカンジダ症についてハイリスクです。その理由は「皮膚粘膜バリアが破綻している」「濃厚なケアのために、医療従事者の手指が頻回に触れる」「挿管チューブ、中心静脈カテーテル、尿道留置カテーテルなどの異物が体内に挿入されている」などがあります。これに加えて、腎不全や透析、糖尿病などのリスク要因が加わることもあります。カンジダ症の原因となるのはカンジダ・アルビカンス（*C. albicans*）がほとんどですが、最近は非アルビカンス・カンジダ（non-*albicans Candida*）がジワジワと増えてきました。

　このような患者がカンジダ血症を合併した場合、その由来は患者が腸管粘膜に保菌していたカンジダ属であることがほとんどです。すなわち、外科手術後患者では腸管粘膜に住み着いていたカンジダ属が、手術によって腸管の切除部分などから侵入する感染経路にて体内に侵入するのです。ICU 患者ではカンジダ属が中心静脈カテーテル経由で血流に入り込むことがあります。もちろん、隣のベッドの患者が保菌しているカンジダ属が、医療従事者の手指によって伝播してくることもあります。

　外科手術後患者・ICU 患者ではアスペルギルス症の頻度は少ないので、真菌対策はカンジダ症に集中します。

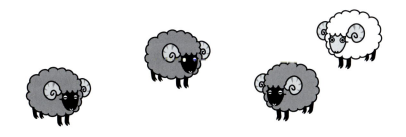

Step3 やってみましょう 真菌対策の実際

● 感染予防策

　カンジダ属はもともとヒトの口腔内や腸管の粘膜に住み着いていて、粘膜の破綻部位から侵入してきます。すなわち、ヒトからヒトへの伝播ではなく、自分が既に保菌しているカンジダ属が侵入してきます。それゆえ、感染予防を徹底してもカンジダ症を回避することはできません。しかし、カンジダ属はヒトに住み着いているからこそ、医療従事者の手指が患者に触れるときにカンジダ属が手指に移動し、そのまま手指衛生が不十分であると別の患者に伝播するのです。そのため、手指衛生は大切な感染対策となります。中心静脈カテーテルを挿入するときにはマキシマル・バリアプリコーションが必要であることはいうまでもありません。

● 感染を疑う場合

　カンジダ症のハイリスク要因（表5）のある患者において、7日間以上の抗菌薬の投与にもかかわらず発熱や炎症反応が改善しない場合には、カンジダ血症の合併を疑います。この場合には血液培養（2セット）、β-D-グルカン測定、CTなどの画像検査、眼底検査（症状の有無を問わない）、膿瘍があれば膿瘍穿刺、喀痰や尿などの培養検査を実施します。このような対応に加えて、中心静脈カテーテルが挿入されていれば抜去します。培養検査は血液、尿、膿瘍、髄液、胸水、腹水などから実施します。血液、髄液、胸水、腹水のように通常は無菌である部位からの検体でカンジダ属が検出された場合には「感染症あり」と判断できますが、口腔内、喀痰、創部のスワブなどでは採取時の汚染菌の紛れ込みの可能性があり、感染症と判断できないことが多いので注意が必要です。

表5　カンジダ症のハイリスク要因

- 真菌伝播の機会の増加：ICU滞在（7日間以上）
- 皮膚粘膜の破綻：上部消化管穿孔、中心静脈カテーテル挿入、人工呼吸器（48時間以上）
- 免疫の低下：ステロイド・免疫抑制薬の投与、糖尿病、腎不全・透析
- 菌交代：重症急性膵炎

● 発生した場合の具体的な対策

　カンジダ症が発症した場合、治療が遅れることは患者の生命を危うくすることになります。そのため、迅速に抗真菌薬を開始します。この場合、エンピリックにはキャンディン系［ミカファンギン（ファンガード®）およびカスポファンギン（カンサイダス®）］が選択されます。そして、原因真菌種がカンジダ・アルビカンス（*C. albicans*）、カンジダ・パラプシローシス（*C. parapsilosis*）、カンジダ・トロピカーリス（*C. tropicalis*）の場合にはフルコナゾール（ジフルカン®）に変更できますが、カンジダ・グラブラータ（*C. glabrata*）やカンジダ・クルセイ（*C. krusei*）の場合にはキャンディン系を継続します。

3 HIV感染者／エイズ患者

● 感染リスク・感染経路

　CD4リンパ球数が200/μL未満のHIV感染者／エイズ患者は口腔咽頭カンジダ症、食道カンジダ症、ニューモシスティス肺炎のハイリスクです。また、クリプトコックス脳髄膜炎に罹患することもあります。CD4リンパ球数が200/μL以上になるとこのような真菌症の頻度は減少します。カンジダ症については、患者がもともと保菌していたカンジダ属が、免疫の低下によって発症したものです。ニューモシスティス肺炎については、過去には、潜伏感染しているニューモシスティス・イロベジー（*P. jirovecii*）が、CD4リンパ球の減少によって肺炎に進展すると考えられていましたが、現在は他の患者から空気感染により伝播して発症すると考えられています。

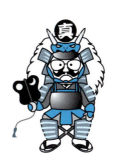

Step3 やってみましょう 真菌対策の実際

● 感染予防策

　口腔咽頭カンジダ症や食道カンジダ症の患者をケアするときには、手指衛生を実施します。患者から別の患者に医療従事者の手指を介してカンジダ属が伝播することを防ぐためです。また、カンジダ症を合併している患者は免疫が相当低下しているので、他の患者が持っている何らかの病原体が医療従事者の手指によって伝播してくるのを防ぐためも、手指衛生を徹底します。

　ニューモシスティス肺炎のハイリスク患者ではST合剤［スルファメトキサゾール・トリメトプリム（バクタ®）］の予防投与を実施することが大切です。予防投与がされていない場合はニューモシスティス肺炎の患者と同室にしないようにします。

● 感染を疑う場合

　HIV感染者／エイズ患者の口腔咽頭に白苔があれば口腔咽頭カンジダ症を疑います。食道カンジダ症を合併していることもあります。また、このような患者が発熱と咳嗽を呈し、低酸素血症がみられたら、ニューモシスティス肺炎を疑います。

● 発生した場合の具体的な対策

　軽症の口腔咽頭カンジダ症であればクロトリマゾール（エンペシド®）トローチもしくはミコナゾール（フロリード®）ゲルを7〜14日間使用します。中等度〜重度ではフルコナゾール（ジフルカン®）を7〜14日間内服します。食道カンジダ症の場合にはフルコナゾールの内服を14〜21日間行います。ニューモシスティス肺炎ではST合剤［スルファメトキサゾール・トリメトプリム（バクタ®）］とステロイドを投与します。

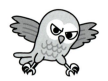

④ 小児患者

● 感染リスク・感染経路

　小児でよくみられる真菌症に鵞口瘡があります。口腔に白苔が付着した状態ですが、口腔内や舌に残るミルクのカスと間違えられることがあります。濡らしたガーゼで擦っても除去できないことで、ミルクの付着と鑑別できます。鵞口瘡を無理に除去しようとすると出血します。

　新生児の鵞口瘡は出産時の産道や授乳時に感染することが多くみられます。おしゃぶりのような口に入れるものが汚染していて、それによって感染することもあります。また、口腔咽頭カンジダ症の人からの口移しや、カンジダ属が付着したスプーンや哺乳瓶などを介しての感染もあります。鵞口瘡は無症状であることがほとんどですが、口角炎や口唇炎が合併することもあります。また、口から飲み込んだカンジダ属が便と一緒に排出されて、カンジダ属によるオムツかぶれになることもあります。従って、母親の手指衛生、乳頭の清潔、哺乳瓶の清潔が重要です。幼児期以降に鵞口瘡になることはほとんどありません。

　小児患者の深在性真菌症の感染経路については成人と同じです。原発性免疫不全症（慢性肉芽腫症など）、血液がん（白血病など）、新生児では真菌が問題となることがあります。血液がんでは抗がん剤によって好中球減少症が続くと、カンジダ属が腸管で増殖し、そして、化学療法による粘膜バリアの破綻部位を通過して、血流に入り込みます。中心静脈カテーテルもまた、カンジダ症（カンジダ血症やカンジダ眼内炎）のリスクとなります。造血幹細胞移植のような厳しい免疫不全の小児では、アスペルギルス胞子を吸い込むことによって侵襲性肺アスペルギルス症に罹患することがあります。

　エイズの小児ではニューモシスティス肺炎に罹患する可能性があります。これは同居する兄弟がニューモシスティス・イロベジー（*P. jirovecii*）を保菌していて、そこから感染することがあります。

Step3 やってみましょう 真菌対策の実際

感染予防策

　カンジダ属は内因性感染（既に保菌しているカンジダ属が血流や眼に入り込む感染）ですが、患者が保菌しているカンジダ属を他の患者に伝播しないように標準予防策を徹底します。標準予防策では手指衛生のみならず、汚染した器具や器材を共有しないことも必要です。鵞口瘡を予防するためには、乳幼児に触れる前の手指衛生や哺乳瓶の清潔が大切です。

　同種造血幹細胞移植の小児については防護環境（無菌室）に入室させます。病棟の周囲に改修工事などが行われていれば、自家造血幹細胞移植患者であっても防護環境（無菌室）への入室を考慮します。また、血液病棟に土埃が流れ込まないようにします。

感染を疑う場合

　乳幼児の口腔に白苔が付着していれば鵞口瘡を疑います。小児において深在性真菌症を疑う場合についてですが、これは成人と同様です。カンジダ症のハイリスク要因（表5 p.104）のある患者において、4〜7日間以上持続する広域抗菌薬に反応しない発熱がみられる場合にはカンジダ血症の合併を疑います。HIV感染の小児において、咳嗽、発熱、低酸素血症がみられる場合にはニューモシスティス肺炎を疑います。

発生した場合の具体的な対策

　小児患者が深在性真菌症を発症した場合には抗真菌薬を投与することになりますが、これについては成人とほぼ同様の薬剤選択となります。

5 高齢者（介護施設入居または自宅介護の高齢者を中心に）

感染リスク・感染経路

　高齢者では免疫細胞の増殖が低下し、サイトカインの産生も低下しています。免疫グロブリンの産生も低下しています。また、ワクチンに対する免疫反応も低下しています。高齢者では免疫が質的にも量的にも低下しており、これを「免疫老化（immune senescence）」といいます。

　このようなことから、高齢者が、免疫不全患者が経験する深在性真菌症（アスペルギルス症やクリプトコックス症など）に罹患することはあるかもしれません。しかし、それはごく稀なことであり、その頻度は血液がんや HIV 感染者／エイズ患者ほど高くありません。

　実際、介護施設入居または自宅介護の高齢者で問題となるのは皮膚カンジダ症や白癬症です。アスペルギルス属やクリプトコックス属は空気を介して伝播しますが、皮膚糸状菌は接触によって伝播し、カンジダ属は内因性感染（もともと自分の口腔や腸管の粘膜に住み着いていたカンジダ属による感染）です。

感染予防策

　カンジダ症は内因性感染ですが、他の患者のカンジダ属が医療従事者の手指を介して別の患者に伝播することがあります。そのため、カンジダ属によってオムツかぶれをしている患者のオムツを交換した後に別の患者のケアをするときには、必ず手指衛生をします。患者にも手指衛生の啓発が必要です。

　白癬症の予防には浴室の足拭きマットのこまめな交換が必要です。また、浴室の床は高齢者が入浴するたびに洗い流すようにします。

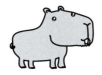

Step3 やってみましょう 真菌対策の実際

● 感染を疑う場合

　オムツが接触して湿潤している部位に発赤や水疱などがあれば、皮膚カンジダ症を疑います。足の趾間に鱗屑が付着した発赤があり、糜爛や亀裂があったり、踵を中心に足底全体の皮膚に肥厚・角化・落屑がみられるときには足白癬を疑います。

● 発生した場合の具体的な対策

　皮膚カンジダ症や足白癬などを合併した場合の治療は一般成人と同様です。アスペルギルス症やクリプトコックス症についても同様の対応となります。

⑥ 糖尿病患者

● 感染リスク・感染経路

　糖尿病患者は感染症に脆弱です。その理由には様々なものがあります。まず、高血糖は好中球の機能を低下させます。そして、糖尿病では血流障害が発生しているので局所の組織が虚血状態となっています。それが白血球の殺菌能を低下させています。このような血流障害は局所の炎症反応を低下させ、抗菌薬の吸収も低下させているのです。

　糖尿病による末梢神経障害のある患者では、足の小さな外傷から皮膚潰瘍が引き起こされることがあります。そのような皮膚病変は感染症が増悪するまで、気付かれないこともあります。また、糖尿病は自律神経障害を引き起こすことがあります。その結果、膀胱内の残尿が多くなり、尿路感染症に罹患し易くなっています。

　さらに、糖尿病患者は真菌が好む環境となっています。例えば、糖尿病患者は粘膜にカンジダ・アルビカンス（*C. albicans*）を保菌している割合が高くなっています。血糖コントロールが不十分な糖尿病の女性では、正常血糖の女性よりも外陰腟カンジダ症に罹患し易くなっています。ケトアシドーシスによる高血糖および酸性環境は、接合菌の増殖に有利な環境となっています。

110

感染予防策

糖尿病患者は一般の人々に比較して、様々な感染症に罹患し易い状況となっています。そのため、医療従事者は手指衛生を徹底し、患者にも手指衛生を徹底することを啓発します。また、自律神経障害によって尿貯留傾向にある患者には尿路感染症のリスクが高いこと、末梢神経障害のある患者には足感染症のリスクがあることを啓発します。

感染を疑う場合

口腔に点や線状、大きく広がった白苔が粘膜表面に付着している場合には口腔咽頭カンジダ症を疑います。女性において、外陰の掻痒、ヒリヒリ感、刺激感がみられたら、外陰膣カンジダ症を疑います。外陰膣カンジダ症では症状は軽度から重度まであります。症状は生理前の週に悪化することが多いです。帯下はほとんどありませんが、帯下がある場合には白く濃い粘着性のある塊であり、異臭はほとんどありません。カンジダ・グラブラータ（*C. glabrata*）もしくはカンジダ・パラプシローシス（*C. parapsilosis*）では症状は軽い傾向にあるので注意します。

発生した場合の具体的な対策

血糖のコントロールが不十分な場合には、適切な血糖値になるように治療を強化します。口腔咽頭カンジダ症が発生した場合、軽症ではクロトリマゾール（エンペシド®）トローチもしくはミコナゾール（フロリード®）ゲルを7～14日間使用します。中等度～重度ではフルコナゾール（ジフルカン®）を7～14日間内服します。外陰膣カンジダ症ではクロトリマゾール（エンペシド®）膣錠やミコナゾール（フロリード®）膣座剤などによる治療を6日間行います。外陰膣カンジダ症にもフルコナゾールが用いられることがありますが、妊婦や授乳婦には禁忌です。

Step3 やってみましょう 真菌対策の実際

1 通院患者

感染リスク・感染経路

通院患者は入院するほどの重症な疾患を持っていない患者がほとんどです。そのため、入院患者に比較して、抵抗力は安定しています。しかし、外来化学療法を行っている患者やステロイドの全身投与がなされている患者も通院しているので、そのような患者への真菌対策は大切です。

自宅から病院への往復の経路に道路工事や建築現場があれば、その区域には土埃が舞っています。このような区域に入り込むことは、アスペルギルス属や接合菌の曝露を受け易いということになります。また、外来待合室では他の患者からニューモシスティス・イロベジー（*P. jirovecii*）が空気感染してくる可能性があります。

カンジダ属は患者に免疫不全がなければ何ら問題を作り出しませんが、ステロイドや抗がん剤などによって免疫不全となれば、口腔咽頭や腸管内で増殖してきます。この場合、患者の口腔咽頭や腸管内にもともと住み着いているカンジダ属が増殖するのであって、外部からカンジダ属が体内に入り込んでカンジダ症を発症するということではありません。

感染予防策

通院患者であっても、抵抗力が低下しているときには道路工事や建築現場には近寄らないようにします。どうしても、そのような区域を通過しなければ通勤・通学・通院などができないならばサージカルマスクを装着します。ニューモシスティス肺炎を合併するほどの免疫不全があるならば、ST 合剤［スルファメトキサゾール・トリメトプリム（バクタ®）］による予防投与をします。当然のことながら、手指衛生は常に実施します。

112

感染を疑う場合

　外来患者は入院患者よりも免疫が保たれていることが多いので、侵襲性肺アスペルギルス症やムーコル症を合併することはほとんどありません。しかし、糖尿病患者の多くは外来通院をしており、真菌症に脆弱なので、その症状に敏感にならなければなりません。彼らは口腔咽頭カンジダ症や外陰膣カンジダ症を合併することがあるので、口腔内や陰部に症状がみられる場合にはカンジダ症を疑うようにします。血液がんや HIV 感染症にて通院している患者ではニューモシスティス肺炎に罹患する可能性は高いので、ST 合剤［スルファメトキサゾール・トリメトプリム（バクタ®）］の予防投与がされていない患者において、発熱、咳嗽、低酸素血症がみられるときにはニューモシスティス肺炎を疑います。

発生した場合の具体的な対策

　口腔咽頭カンジダ症や外陰膣カンジダ症では外来での抗真菌薬による治療で十分に反応します。ニューモシスティス肺炎については、基本的には入院します。そして、気管支肺胞洗浄検査などにて診断を確定し、ST 合剤［スルファメトキサゾール・トリメトプリム（バクタ®）］による治療を開始します。この場合の治療期間は HIV 感染者／エイズ患者と HIV 非感染者では異なります。前者では21日間、後者では14日間です。

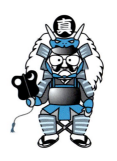

Step3 やってみましょう 真菌対策の実際

3・3 医療処置・医療ケア と真菌対策

① 血管内留置カテーテル

感染リスク・感染経路

　中心静脈カテーテルは、末梢留置カテーテルに比較して血流感染症（細菌性および真菌性）を引き起こす可能性が高いことが知られています。中心静脈カテーテルに関連する真菌はカンジダ属です。アスペルギルス属や接合菌ではありません。カンジダ属はカテーテル挿入部の皮膚バリアの破綻部位やラインのハブの部分からカテーテルを経由して、血管内に侵入します。ヒトの組織は異物が存在すると感染症に脆弱になります。中心静脈カテーテルが留置されている部位も同様に脆弱であり、カンジダ属のみならず、黄色ブドウ球菌やグラム陰性桿菌などの菌血症の感染源になりえます。

感染予防策

　血管内留置カテーテルおよび輸液回路は適切に取り扱います。閉鎖式輸液回路を導入し、アクセスポートはアルコールでゴシゴシと拭くことが大切です。アクセスポートを3〜5秒間だけアルコールで拭い取っても十分に消毒されません。輸液ラインは週1回の交換頻度としますが、血液、血液製剤、脂肪乳剤が使用された場合は24時間以内に交換します。プロポフォールが使用された場合は迅速に交換します。

　中心静脈カテーテルを挿入するときにはマキシマル・バリアプリコーションを実施します。これは術者が帽子、マスク、ガウン、手袋、大きなドレープを用いて、中心静脈カテーテルを挿入するというものです。皮膚消毒は0.5%より高い濃度のクロルヘキシジン含有アルコールで実施します。挿入後の管理では、挿入部をガーゼもしくは透明ドレッシングで覆います。ガーゼの場合には

114

隔日に交換し、透明ドレッシングは週1回の交換となります。もちろん、挿入部から血液がにじみ出てくるようなときにはガーゼが好まれます。

　中心静脈カテーテルを定期的に交換する必要はありませんが、患者が発熱などを呈したときには、感染源である可能性が否定できなければ抜去します。中心静脈カテーテルが挿入されている患者はカンジダ眼内炎のリスクが高くなるので、定期的に眼科に受診させます。

感染を疑う場合

　中心静脈カテーテルが挿入されている患者において、血液培養にてカンジダ属が検出された場合には採血時の汚染菌と思ってはいけません。真のカンジダ血症であると認識して十分な対応をします。この場合、中心静脈カテーテルが感染源である可能性があると判断し、抜去して抗真菌薬を開始します。

発生した場合の具体的な対策

　一般的にカンジダ血症がみられたら、中心静脈カテーテルは迅速に抜去します。カテーテルが抜去されると、カンジダ血症は早期に消失します。しかし、好中球減少患者では中心静脈カテーテル以外が感染源であることがほとんどなので、必ずしも抜去する必要はありません。

　カテーテルを抜去した場合、それでカンジダ血症の治療として十分と考えてはいけません。他に感染源がないかを精査すると同時に、抗真菌薬を開始します。この場合、キャンディン系［ミカファンギン（ファンガード®）およびカスポファンギン（カンサイダス®）］を開始し、血液培養にてカンジダ属が消失してから14日間は投与を継続します。転移性感染巣（眼、骨、心臓、肝臓、脾臓）のある患者では、もっと長期の治療が必要となります。そして、フォローアップの血液培養を毎日もしくは隔日に実施します。これは培養が陰性となった時期を確定するためです。

　カンジダ血症が診断されたら、眼科専門医にカンジダ眼内炎についてみてもらいます。好中球減少患者では好中球が回復するまで眼科受診を待ちます。好中球が減少しているときには眼底所見の変化がほとんどみられないからです。

❷ 尿道留置カテーテル

● 感染リスク・感染経路

尿道留置カテーテルが挿入されている患者の尿培養にてカンジダ属が検出されることはよくあることです。しかし、無症状ならば、そのほとんどは保菌です。このような場合は、尿道留置カテーテルを抜去すればカンジダ尿は消失します。アスペルギルス属や接合菌は空気を介して伝播してくるので、尿道留置カテーテルの留置で問題となることはありません。

● 感染予防策

病原体の尿路への侵入ルートには「外腔面ルート」（尿道粘膜とカテーテルの外腔面の間隙を移動する）と「内腔ルート」（採尿バッグ・カテーテル—導尿チューブ接続部から侵入してカテーテルの内腔を移動する）があります。閉鎖式を用いるとカテーテル—導尿チューブ接続部からの病原体の侵入を避けることができます。また、銀コーティングのカテーテルを使用すれば外腔面ルートによる膀胱内への侵入も防ぐことができます。すなわち、閉鎖式かつ銀コーティングの尿道留置カテーテルが推奨されます。

しかし、このようなカテーテルを用いたとしても、挿入時間の経過とともに細菌尿が必然的に発生します。カテーテル留置による細菌尿は1日あたり3～10%の頻度で増加し、30日後には100%の確率で細菌尿を呈します。長期間カテーテルを留置するとバイオフィルムを形成してきます。そのため、尿道留置カテーテルの対象者は限定し（表6）、留置の必要がなくなれば迅速に抜去します。

カテーテルを挿入する前後には手指衛生を実施します。膀胱頸部と尿道の損傷を最小限にするために、十分な排尿を確保できる、可能な限り最小径のカテーテルを使用します。挿入後は、尿流を維持するために、カテーテルやチューブが折れ曲がらないようにします。採尿バッグは膀胱レベルよりも低い位置としますが、床に触れないようにします。また、患者ごとに異なる清潔な採尿容器を用いて、定期的に採尿バッグを空にします。このとき、採尿容器と排尿口が接触しないように注意します。

表6　尿道留置カテーテルの対象者

❶ 急性の尿閉または膀胱出口部に閉塞のある患者
❷ 重症患者で尿量の正確な測定が必要な患者
❸ 特定の周術期の患者
- 泌尿生殖器の周辺の手術（泌尿器科手術など）の患者
- 長時間の手術が予測される患者
- 術中に大量の点滴または利尿剤の投与が予想される患者
- 尿量の術中計測が必要な患者

❹ 尿失禁患者の仙椎部または会陰部にある開放創の治癒を促す必要がある患者
❺ 長期に身体を固定する必要がある患者（胸椎または腰椎が不安定、骨盤骨折など）
❻ 終末期ケアの快適さの改善が必要な患者

　カテーテルや採尿バッグの定期交換は必要ありません。また、感染予防のために抗菌薬や抗真菌薬の全身投与をする必要もありません。前立腺手術や膀胱手術後に出血するかもしれない場合を除いて、膀胱洗浄は行いません。消毒薬や抗菌薬を採尿バッグに注入する必要もありません。また、抜去前に留置カテーテルをクランプする必要もないのです。そして、挿入した尿道留置カテーテルは必要ないと判断されたら迅速に抜去します。

感染を疑う場合

　カンジダ尿がみられても、保菌であることがほとんどです。しかし、好中球減少患者および超低体重児（1,000g 未満）ではカンジダ血症の合併を疑うことがあります。

発生した場合の具体的な対策

　尿道留置カテーテルが感染源の可能性があれば迅速に抜去します。しかし、カテーテルが必要な患者に留置していたのですから、代替法に切り替えなければなりません。この場合は間欠導尿とします。間欠導尿では膀胱の過膨張を防ぐために定期的に導尿しなければなりません。携帯超音波装置を使用して膀胱内の尿量を測定し、不要な挿入を減らすようにします。

Step 3 やってみましょう 真菌対策の実際

３ 皮膚のケア

感染リスク・感染経路

　慢性播種性カンジダ症（肝脾膿瘍）、侵襲性肺アスペルギルス症、ムーコル症のような重症真菌症の患者に皮膚ケアが必要なことがあります。このような場合、「皮膚ケアをすると、自分が感染してしまうのではないか？」と心配する人がいます。しかし、このような真菌症の患者をケアすることによって医療従事者が感染し、重症真菌症に罹患してしまうリスクは皆無です。

　一般に、重症真菌症が正常免疫の人で発症することはありません。もちろん、医療従事者が何らかの疾患でステロイドや免疫抑制薬を服用している場合にはカンジダ症を発症する可能性はありますが、それはケアした患者から伝播したのではなく、内因性感染であり、医療従事者がもともと保菌しているカンジダ属に由来します。また、侵襲性肺アスペルギルス症やムーコル症を発症するのは同種造血幹細胞移植患者のような厳しい免疫不全の患者です。日常業務をしている医療従事者では問題は発生しません。

感染予防策

　真菌症患者の皮膚ケアで実践すべき感染対策は標準予防策です。すなわち、滲出液がみられている皮膚に触れるときには手袋を装着します。これは真菌対策のみではなく、滲出液には何らかの病原体［B型肝炎ウイルス（HBV）、C型肝炎ウイルス（HCV）など］が含まれている可能性があるからです。

感染を疑う場合

　患者の皮膚ケアをするときに、医療従事者の目に付くのは皮膚カンジダ症と白癬症です。まず、皮膚カンジダ症についてですが、高齢者において鼠径部から陰嚢、肛囲、腋窩、頸部などの間擦部に中心治癒傾向のない紅斑があり、紅斑上や周囲に小膿疱が多発しているときには「カンジダ性間擦疹」を疑います。また、水仕事をする中年女性の手の第３指間に鱗屑を付着する紅斑がみられた場合には「カンジダ性指間糜爛」を疑います。この場合は、中央部が糜爛

になっていることもあります。乳児において、陰股部や臀部などのオムツに覆われた部分に中心治癒傾向のない紅斑がみられ、その上や周囲に小膿疱が多発している場合には乳児皮膚カンジダ症（乳児寄生菌性紅斑）を疑います。皮膚カンジダ症の診断は病変部から採取した検体の直接顕微鏡検査で行います。常在菌なので培養が陽性であっても診断根拠になりません。

次は、白癬症についてです。特に、男性において大腿近位内側～肛門周囲～臀部に遠心性に拡大してゆく、周囲に少し盛り上がった紅斑性の明瞭な境界があり、中心部が治癒している状況がみられたら、股部白癬を疑います。同様の症状が体部にもみられたら、体部白癬を疑います。足趾の間（特に、第3と第4趾の間）に掻痒を伴う紅い糜爛や鱗屑があったり、足底に瀰漫性に角質が増殖していたりするときには足白癬を疑います。白癬症を疑ったら、発疹の部分を擦過して水酸化カリウム（KOH）処理による顕微鏡検査にて診断をします。

● 発生した場合の具体的な対策

皮膚カンジダ症はアゾール系［ルリコナゾール（ルリコン®）やラノコナゾール（アスタット®）］を含んだ外用薬による治療を7～10日間続けます。白癬症にも同様の外用薬による治療を4週間行います。ただし、角質増殖型足白癬ではテルビナフィン（ラミシール®）もしくはイトラコナゾール（イトリゾール®）内用液による内服治療が1ヵ月間必要となります。爪白癬ではテルビナフィンを6ヵ月間内服、もしくはイトラコナゾールのパルス療法「1週間内服＋3週間休薬」を3コースします。

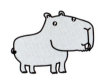
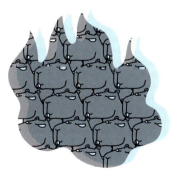

吸引・口腔ケア

感染リスク・感染経路

　ムーコル症が進展すると接合菌が血管を侵襲することによる壊死から、鼻粘膜や口蓋などに黒痂皮がみられることがあります。そのような患者の口腔を吸引したり、口腔ケアをするときに、「病原体が飛び散って自分が感染してしまうのではないか?」と心配するスタッフがいますが、そのような心配は不要です。多くの人々が日常的に接合菌に遭遇しています。接合菌は環境のどこにでも存在する真菌だからです。それにもかかわらず、ムーコル症を発症しません。医療従事者が患者の吸引や口腔ケアをしているときに接合菌に曝露して、それが身体に付着したとしても何も発症しないのです。抵抗力が接合菌を押さえ込んでくれるからです。このようなことはアスペルギルス属やカンジダ属についてもいえることです。人々は日常的にアスペルギルス属に曝露しています。また、カンジダ属を保菌しています。しかし、抵抗力が極端に低下しない限り深在性真菌症にはならないのです。重症真菌症の患者に吸引・口腔ケアをしている医療従事者が、患者の真菌に感染して重症真菌症を発症することはありません。

感染予防策

　吸引・口腔ケアによって医療従事者が患者の持つ真菌症に罹患することはないといっても、医療従事者は真菌には無防備でよい、ということはありません。やはり、標準予防策を遵守して曝露を避けるようにします。すなわち、患者の気道分泌物に顔面が汚染される可能性が予測されるときには、サージカルマスクやゴーグルを装着します。これは真菌のみをターゲットとしているのではなく、患者は真菌のみならず何らかの病原体を持っている可能性があるので、それらにも曝露しないようにしよう、ということなのです。

　真菌症を発症している患者は重篤な免疫不全や好中球減少の状態にあります。そのような患者に別の患者から耐性菌が伝播したときには、容易に感染症を発症してしまいます。そのため、吸引・口腔ケアで用いる吸引チューブは使い捨てのものを使用します。吸引チューブを洗浄・消毒して再使用するということは避けます。チューブは内腔が長く、十分な洗浄が困難なので、消毒できません。

● **感染を疑う場合**

　口腔を吸引したり、口腔ケアをしているときに、白苔が頬粘膜、舌、口蓋などに点状や地図状に広がって付着しているのをみつけた場合には、口腔咽頭カンジダ症を疑います。口腔咽頭カンジダ症がみられる HIV 感染者／エイズ患者が嚥下痛、胸骨部の痛みなどを訴えていれば、食道カンジダ症の合併を疑います。

　「発熱、鼻づまり、膿性鼻汁、頭痛、疼痛のある急性副鼻腔炎」といった症状のある重症免疫不全患者の口蓋や歯肉に組織壊死がみられれば、ムーコル症や副鼻腔のアスペルギルス症を疑います。ムーコル症は糖尿病患者に多く、副鼻腔のアスペルギルス症は好中球減少患者に多くみられます。

● **発生した場合の具体的な対策**

　口腔咽頭カンジダ症をみつけたら、軽症であればクロトリマゾール（エンペシド®）トローチもしくはミコナゾール（フロリード®）ゲルを7～14日間使用します。中等度～重度ではフルコナゾール（ジフルカン®）を7～14日間内服します。食道カンジダ症を合併していれば、フルコナゾールを14～21日間服用します。

　ムーコル症では感染組織の外科的デブリードメンとアムホテリシンBリポソーム製剤（アムビゾーム®）を併用します。治療期間は数週間を要します。副鼻腔のアスペルギルス症ではボリコナゾール（ブイフェンド®）もしくはアムホテリシンBリポソーム製剤を用います。治療期間としては、好中球減少が回復し、病巣部の組織が再生してから、さらに3週間は必要です。

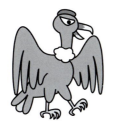 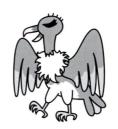

Step 3 やってみましょう 真菌対策の実際

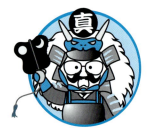

Step4

覚えておきましょう
真菌感染の
早期発見テクニック

Step 4　覚えておきましょう　真菌感染の早期発見テクニック

4・1　患者の真菌症を疑うポイント

① 入院患者の場合

　真菌は屋外では土壌、植物、木、野菜などに生息しています。室内の環境表面やヒトの皮膚にもいます。カンジダ属のように、ヒトの口腔や腸管の粘膜に住み着いていることもあります。これらは「林」戦略によって、患者の周辺環境や粘膜で気付かれることなく常に存在している真菌の得意技でもあります。すなわち、ヒトが真菌に曝露するのを避けることは困難なのです。

　真菌曝露を避けることができないのならば、我々はギブアップするしかないのでしょうか？　そうではありません。真菌の「火」戦略に対抗することはできます。真菌は好きなときに点火できる訳ではありません。これが彼らの弱点なのです。彼らが点火できるのは極めて制限された状況下だけなのです。そこを重点的に見張ればいいのです。

　真菌が「火」を点火できるのは、患者の抵抗力が低下したときだけです。原疾患が重篤であったり、抗がん剤などで抵抗力が低下しているときのみに点火できるのです。そのときの体内への侵入口は、「風」戦略の得意なアスペルギルス属や接合菌では、空気に胞子を乗せて、患者の肺に吸い込ませて潜入します。もしくは、カンジダ属のように「林」戦略によって気付かれずに皮膚や腸管粘膜に潜んでいたものが、中心静脈カテーテル、手術、抗がん剤などによる皮膚や腸管粘膜バリアの破綻部位から体内に侵入するというものです。

　大切なことは重症感染症を避けるために、できる限り早期に発見して治療を開始することです。すなわち、患者の真菌症を疑い対応するポイントとしては、彼らの「風」「林」戦略に対応するのではなく、「火が点火しかかっているのを見落とさないこと」「点火されたら、その直後に気付いて火を消すこと」という「火」戦略に対応すること、になります。

124

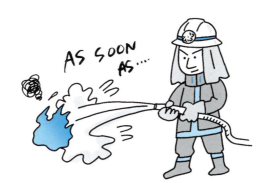

　「火」が点火し易くなっている状況には「ステロイドや免疫抑制薬が投与されている」「中心静脈カテーテルが挿入されている」「上部消化管穿孔がある」「糖尿病である」「重症急性膵炎である」「腎不全・透析である」「人工呼吸器が装着されている」「ICU に入室している」「外科手術を受けた」というものがあります。このような患者は常に真菌症の発症の可能性があるので、監視を強化しておきます。そして、「抗菌薬に反応しない発熱が続く」などの症状がみられたら深在性真菌症を疑って対応するのです。

❷　外来患者の場合

　外来患者では入院患者よりも深在性真菌症に遭遇する機会は少なくなります。それは「火」が点火されている状況が少ないからです。しかし、「火」が点火されやすい状況（「ステロイドや免疫抑制薬が投与されている」など）になっていることはあります。そのようなときに、真菌が体内に入り込んでくると容易に火が付いてしまいます。「ガソリンが撒かれた所（＝抵抗力の低下しているとき）」に「くすぶった練炭（＝真菌もしくは真菌患者）」が放り込まれれば、火が大きく燃え上がってしまうようなものです。そのような状況にニューモシスティス肺炎があります。

　腎臓移植患者や血液がん患者はニューモシスティス肺炎のハイリスク（＝「ガソリンが撒かれた所」）です。そのような患者であっても ST 合剤［スルファメトキサゾール・トリメトプリム（バクタ®）］が予防投与されていれば、何

Step 4 覚えておきましょう 真菌感染の早期発見テクニック

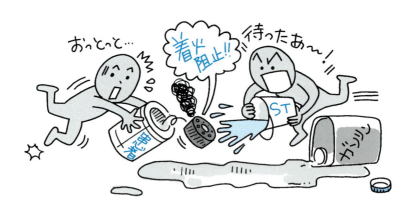

も心配することはありません。「火」が点火できないように、泡やハロゲン化合物などの窒息消火薬剤（＝ ST 合剤）で覆っているような状況となっているからです。しかし、ST 合剤が投与されていなければ、腎臓移植患者や血液がん患者のようなハイリスクの人々が集まっている外来待合室に、ニューモシスティス肺炎の患者（＝発火した練炭）が立ち入ると、空気感染によってニューモシスティス肺炎のアウトブレイクを引き起こしてしまうのです。そのようなことから、抵抗力が低下している外来患者において、発熱と咳嗽がみられた場合には肺炎やインフルエンザなどの細菌やウイルス感染症のみならず、ニューモシスティス肺炎も疑って対応する必要があります。

　ニューモシスティス肺炎に加えて、エイズ患者や血液がん患者などで口腔内に白苔がみられれば口腔咽頭カンジダ症も疑うことになります。これは、口腔内に潜んでいたカンジダ属が、患者の抵抗力の低下によって増殖した状況です。

❸ 介護施設入居者または自宅介護者の場合

　介護施設入居者や自宅介護者では、アスペルギルス症やムーコル症といった重篤な免疫不全患者で問題となる真菌症を考える必要はありません。このような人々でよく遭遇する真菌症はオムツによる皮膚カンジダ症と白癬症です。すなわち、皮膚に発疹がみられた場合には、皮膚カンジダ症や白癬症を疑う必要があります。

4.2 真菌症のアウトブレイクを疑うポイント

　真菌症のアウトブレイクは極めて稀です。日常的に経験することはほとんどありません。しかし、深在性真菌症は抵抗力が極めて低下している人で発症する感染症であることから、アウトブレイクが発生した場合には多くの患者が犠牲になる可能性があります。そのため、どのような状況でアウトブレイクが発生することがあるのかを理解しておくことが大切です。

　特に、造血幹細胞移植を実施している医療機関では、アスペルギルス症のアウトブレイクには敏感でなければなりません。造血幹細胞移植は侵襲性肺アスペルギルス症のハイリスクであり、この感染症を合併すると、死亡率が極めて高いからです。そのため、侵襲性肺アスペルギルス症の症例数のサーベイランスを日常的に実施しておく必要があります。造血幹細胞移植患者でのサーベイランスにおいて、6ヵ月間に2倍以上の症例数がみられれば、アウトブレイクの可能性を考えて、換気システムについて注意深い調査を行います。

　ニューモシスティス肺炎もアウトブレイクを引き起こすことがあります。腎臓移植外来におけるアウトブレイクの報告もあります。ST合剤［スルファメトキサゾール・トリメトプリム（バクタ®）］による予防投与がなされていない免疫不全患者に発熱、咳嗽、低酸素血症などがみられたらニューモシスティス肺炎を疑います。

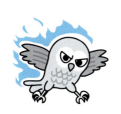
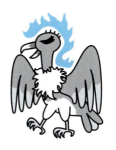

Step 4 覚えておきましょう 真菌感染の早期発見テクニック

　アスペルギルス症やニューモシスティス肺炎以外のアウトブレイクでは、日常的にほとんど遭遇しない真菌が1人以上の患者で検出された場合にアウトブレイクを疑うことになります。過去の真菌症のアウトブレイクには、「エクセロヒルム・ロストラツム（*Exserohilum rostratum*）に汚染されたステロイド注射液による真菌性髄膜炎のアウトブレイク（症例数：753人）」、「調剤薬局での薬剤汚染によるフザリウム属（*Fusarium*）およびビポラリス属（*Bipolaris*）の真菌性眼内炎のアウトブレイク（症例数：43人）」、「トルネード後のムーコル症のアウトブレイク（症例数：13人）」、「ICU患者における洗面器の汚染によるトリコスポロン・アサヒ（*Trichosporon asahii*）の保菌および侵襲性感染症のアウトブレイク（症例数：63人）」、「病院のリネンが関連した接合菌症のアウトブレイク（症例数：5人）」があります。これらの真菌が日常的に患者検体から検出されることはありません。従って、経験したことのない真菌が検出されたときは、アウトブレイクの始まり、もしくは一端をみている可能性があるといえます。

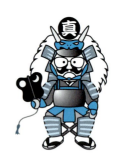

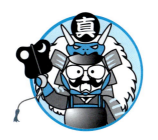

おわりに

　真菌感染症に遭遇する機会は、肺炎や腎盂腎炎などの細菌感染症に比較して格段に少ないといえます。特に、深在性真菌症は患者が厳しい免疫不全にならない限り、発症しないので、深在性真菌症の臨床経験が豊富にあるというのは、血液疾患病棟を除いてないと思います。日常的に遭遇している感染症ならば苦手意識を持つことはないでしょう。稀に真菌感染症の患者の診療をするからこそ、「真菌は難しい」と思ってしまうのです。

　しかし、「真菌は苦手だから、避けて通りたい」という我儘は通用しません。やはり、免疫不全になる患者は一定の頻度で発生し、その結果、真菌症を合併する患者も必ず、一定の割合で発生することになります。従って、常日頃から真菌症についての正しい知識を持ち、適切に対応できるように準備しておかなくてはなりません。

　真菌が環境もしくはヒトから伝播して保菌され、そして保菌者が免疫不全となったときに真菌症を発症し、抗真菌薬にて治療されるところまでの過程が武田信玄の「風林火山」で説明できるということに気付きました。「風」は「疾きこと風の如く」ではなく、「伝播すること風に乗って」と言い換えてしまいましたが、これによって真菌の感染経路、感染対策、真菌治療が容易に理解できたのではないでしょうか？

　真菌はアスペルギルス属や接合菌のように日常環境から伝播してくるものや、カンジダ属のように、もともと口腔咽頭や消化管に住み着いているものがあります。日常生活を中断することはできませんし、口腔咽頭や消化管を入れ替えることもできません。真菌の曝露を回避することはほとんど不可能なので

す。そのため、患者が免疫不全になり、真菌症を発症したときに、迅速に診断して、適切に抗真菌薬にて治療することが大切なのです。

　過去には経静脈的に投与できる抗真菌薬はアムホテリシンＢしか存在しませんでした。アムホテリシンＢは副作用が強く、患者は薬剤による悪寒や発熱、腎機能障害に苦しんでいました。しかし、現在はアゾール系やキャンディン系など新しい抗真菌薬が利用できるようになり、真菌治療は格段に向上しました。これらを適切に使用すれば、免疫不全患者が真菌症を発症しても、それを制御・治癒することができるのです。本書が真菌症の診断・予防・治療の向上に微力ながら役立つことを期待いたします。

参考文献

- 深在性真菌症のガイドライン作成委員会編：深在性真菌症の診断・治療ガイドライン 2014、真菌症フォーラム、協和企画、東京、2014
- 日本医療福祉設備協会病院設備設計ガイドライン作成 WG：病院設備設計ガイドライン（空調設備編）HEAS-02-2013
- 厚生労働省：「レジオネラ症防止対策について」
  http://www1.mhlw.go.jp/houdou/1111/h1126-2_13.html
- 後藤憲彦ほか：腎移植施設でのニューモシスチス肺炎アウトブレイク．移植 45（2）：80-88、2010
- 矢野邦夫：もっともっと、ねころんで読める抗菌薬、メディカ出版、大阪、2016
- 渡辺晋一ほか：皮膚真菌症診断・治療ガイドライン．日皮会誌 119（5）：851-862、2009
- 吉田眞一ほか編：戸田新細菌学 第34版、南山堂、東京、2013
- 岡田　淳ほか：微生物学／臨床微生物学 第３版、医歯薬出版、東京、2011
- 日本感染症学会編：感染症専門医テキスト（第１部解説編）、南江堂、東京、2011
- 青木　眞：レジデントのための感染症診療マニュアル 第３版、医学書院、東京、2015
- 日本医真菌学会アスペルギルス症の診断・治療ガイドライン作成委員会編：アスペルギルス症の診断・治療ガイドライン2015、春恒社、東京、2015
- 日本外科感染症学会編：周術期感染管理テキスト、診断と治療社、東京、2012
- 日本化学療法学会一般医療従事者のための深在性真菌症に対する抗真菌薬使用のガイドライン作成委員会編：抗真菌薬使用ガイドライン、2009
- CDC：Guidelines for environmental infection control in health-care facilities
  http://www.cdc.gov/hicpac/pdf/guidelines/eic_in_HCF_03.pdf
- CDC：Guideline for isolation precautions：Preventing transmission of infectious agents in healthcare settings
  http://www.cdc.gov/hicpac/pdf/isolation/Isolation2007.pdf
- CDC：Guideline for disinfection and sterilization in healthcare facilities, 2008
  http://www.cdc.gov/hicpac/pdf/Disinfection_Sterilization/Pages1_2Disinfection_Nov_2008.pdf
- CDC：Guidelines for preventing health-care-associated pneumonia, 2003
  http://www.cdc.gov/hicpac/pdf/guidelines/HApneu2003guidelines.pdf
- CDC：Guidelines for preventing opportunistic infections among hematopoietic stem cell transplant recipients
  http://www.cdc.gov/mmwr/PDF/rr/rr4910.pdf
- CDC：Fungal Diseases. Outbreaks and investigations.
  http://www.cdc.gov/fungal/outbreaks/index.html
- Pappas PG et al：Clinical practice guideline for the management of candidiasis：2016 Update by the Infectious Diseases Society of America. Clin Infect Dis 62（4）：e1-50, 2016

DOI:10.1093/cid/civ933

● The Sanford guide to antimicrobial therapy 2015, 45d edition Antimicrobial therapy, Inc VA, USA

索引

● あ

足白癬…57、58
足拭きマット…60
アスタット®…60
アスペルギルス IgG 抗体…46、64
アスペルギルス抗原…64
アスペルギルス属…41
アスペルギルス・テレウス…41、46
アスペルギルス・フミガータス…41
アスペルギルス・フラバス…41
アゾール系…49、68
圧力損失…85
アトバコン…38、40
アブシディア属…50
アムビゾーム®…25、27、32、33、46、
　　47、53、67
アムホテリシン B…26、67
　　―リポソーム製剤…25、27、32、33、
　　　46、47、53、67
アルコール…78
アンコチル®…33、68

● い

一般清潔区域…84
一般病棟…88
イトラコナゾール…47、60、69
イトリゾール®…47、60、69
いんきんたむし…57、58

● え

エイズ患者…105
エルゴステロール…16
エンペシド®…23

● お

おしゃぶり…27
汚染管理区域…84
温湿度条件…84
温度調節…83

● か

介護施設入居者…126
改修工事…97
外来患者…125
外来待合室…94
拡散防止区域…84
角質増殖型足白癬…58
角質溶解薬…60
格闘家白癬…57
鵞口瘡…21、27、107
過酢酸…78
カスポファンギン…23、24、25、29、46、
　　47、49、70
カビ…14
換気…83
環境表面…80
カンサイダス®…23、24、25、29、46、47、
　　49、70
カンジダ・アルビカンス…18、19、22
カンジダ眼内炎…22、25、26
カンジダ・グラブラータ…19、22、24
カンジダ・クルセイ…18、19、22、24
カンジダ血症…21、23
カンジダ抗原…64
カンジダ性間擦疹…118
カンジダ性指間糜爛…118
カンジダ属…18
カンジダ・トロピカーリス…19、22
カンジダ・パラプシローシス…19、22
カンジダ脈絡網膜炎…26
カンジダ・ルシタニエ…24
患者周辺と物品…81
肝脾膿瘍…22、25
がん病棟…91

● き

気管支肺胞洗浄液…38
気管支肺胞洗浄検査…46、93、94、113
キャンディン系…23、24、25、47、49、
　　69
吸引…120
急性肺コクシジオイデス症…61
急性肺ヒストプラズマ症…62

莢膜グルクロノキシロマンナン抗原…32、
　33、64
気流調節…83
菌界…16
菌糸状真菌…14、18、41

● く
空気質調整…83
空気の清浄度クラス…84
空調設備…83
クリプトコックス属…29
クリプトコックス・ネオフォルマンス…31
　─抗原…64
クリプトコックス脳髄膜炎…31、33
グルタラール…78
グロコット染色…46
クロトリマゾールトローチ…23
クロルヘキシジン…79

● け
渓谷熱…61
外科手術後患者…103
血液がん患者…100
血管内留置カテーテル…114
血清アルカリフォスファターゼ…25
ケルスス禿瘡…59
原核生物…16
原生生物界…16

● こ
口腔咽頭カンジダ症…21、23
口腔ケア…120
高度清潔区域…84
酵母…14、18
　─状真菌…14、18
高齢者…109
コクシジオイデス・イミチス…61
コクシジオイデス症…61
コクシジオイデス属…61
コクシジオイデス・ポサダシ…61
固形がん患者…100
股部疥癬…57、58
コレステロール…16

● さ
細胞壁ガラクトマンナン抗原…46、64
細胞壁マンナン抗原…64
サムチレール®…38、40
サリチル酸…60

● し
次亜塩素酸ナトリウム…79
趾間型足白癬…58
糸状菌…14、18
自宅介護者…126
湿度調整…83
ジフルカン®…18、23、24、32、33、49、
　68
シャワー室…60
出芽…14
準清潔区域…84
硝子体切除術…26
小水泡型足白癬…58
消毒…76
小児患者…107
小胞子菌…55
食道カンジダ症…21、23
植物界…16
処置室…94
しらくも…57、59
真核生物…16
真菌…14
　─症のアウトブレイク…127
侵襲性肺アスペルギルス症…41、43、45

● す
スルファメトキサゾール・トリメトプリム
　…35

● せ
生花…89
清潔区域…84
接合菌…49、50
セルロース…17
前眼房…22
洗浄…76

● そ

造血幹細胞移植患者…43、100
掃除機…82

● た

体部白癬…57
第四級アンモニウム塩…80
たむし…57
単純性肺アスペルギローマ…44、47

● つ

通院患者…112
爪白癬…57、58

● て

デスフェラール®…52、54
手白癬…57、58
デフェロキサミン…52、54
テルビナフィン…60

● と

糖尿病患者…110
頭部浅在性白癬…59
動物界…16
頭部白癬…57、59
トリコスポロン属…32
トリの堆積糞…34

● な

ナイスタチン…67
ナイスタチン®…67

● に

日本医療福祉設備協会…84
入院患者…124
乳児寄生菌性紅斑…119
乳児皮膚カンジダ症…119
ニューモシスティス・イロベジー…35
ニューモシスティス・カリニ…35
ニューモシスティス属…34
ニューモシスティス肺炎…35、37
尿道留置カテーテル…116

● は

肺型ムーコル症…52
肺クリプトコックス症…31、32
白癬菌…55
バクタ®…35
播種性コクシジオイデス症…61
播種性ヒストプラズマ症…62
ハト…30
パパニコロウ染色…46
パラコクシジオイデス症…62

● ひ

非アルビカンス・カンジダ…19
ヒストプラズマ・カプスラーツム…62
ヒストプラズマ症…62
鼻脳型ムーコル症…52
皮膚糸状菌…55
皮膚のケア…118
病院設備設計ガイドライン（空調設備編）
　…84
標準予防策…74
表皮菌…55

● ふ

ファンガード®…23、24、25、29、46、
　47、49、69
ファンギゾン®…26、67
ブイフェンド®…23、32、46、47、49、69
副鼻腔のアスペルギルス症…45、47
フタラール…78
ブラストミセス症…62
フルオロピリミジン系…68
フルコナゾール…18、23、24、25、26、
　32、33、49、68
フルシトシン…33、68
プールの床…60
プロジフ…68
フロリード®…23

● へ

ベナンバックス®…38、40
ペンタミジン…38、40

●ほ

防護環境…75、91
胞子形成…14
墨汁染色…33
ホスフルコナゾール…68
哺乳瓶の乳首…27
ポビドンヨード…79
ポリエン系…67
ボリコナゾール…23、32、46、47、49、69

●ま

マヨッキ肉芽腫…57、59
マルネッフェイ型ペニシリウム症…62
慢性壊死性肺アスペルギルス症…44
慢性空洞性肺アスペルギルス症…44
慢性進行性肺アスペルギルス症…43、44
慢性線維性肺アスペルギルス症…44
慢性肺アスペルギルス症…43、46
慢性肺コクシジオイデス症…61
慢性肺ヒストプラズマ症…62
慢性播種性カンジダ症…22、25

●み

ミカファンギン…23、24、25、29、46、
　47、49、69
ミコナゾールゲル…23
水回り…96
みずむし…57、58
脈絡膜…22

●む

無菌室…75、91
ムーコル症…45、50
ムーコル属…50

●め

滅菌…76
免疫再構築症候群…26
免疫老化…109

●も

網膜…22
モネラ界…16

●ゆ

床…82

●よ

腰椎穿刺…33

●ら

ラノコナゾール…59
ラミシール®…60

●り

リゾムーコル属…50
リネン…81

●る

ルリコナゾール…59
ルリコン®…59

●れ

冷暖房…83
レジオネラ属…86

●ろ

廊下…82

●A

air crescent sign…45
Aspergillus flavus…41
Aspergillus fumigatus…41
Aspergillus terreus…41、46

●B

β-D-グルカン…24、32、38、46、64

●C

Candida albicans…18、19、22
Candida glabrata…19、22、24
Candida krusei…18、19、22、24
Candida lusitaniae…24
Candida parapsilosis…19、22
Candida tropicalis…19、22
Coccidioides immitis…61

索引

Coccidioides posadasii…61
Cryptococcus neoformans…31

● **E**
Epidermophyton…55

● **H**
halo sign…45
HEPA フィルタ…85
Histoplasma capsulatum…62
HIV 感染者…105

● **I**
ICU 患者…103
immune senescence…109

● **M**
Majocchi's granuloma…57
Microsporum…55

● **N**
N95マスク…98
non-*albicans Candida*…19

● **P**
Pneumocystis carinii…35
Pneumocystis jirovecii…35
Pneumocystis Pneumonia…35

● **S**
ST 合剤…35、38

● **T**
tinea corporis gladiatorum…57
Trichophyton…55

● **V**
valley fever…61

● **0**
0.5%より濃い濃度のクロルヘキシジン含
有アルコール…114

● **1**
（1→3）−β−D−グルカン…17

● 著者略歴

矢野邦夫　浜松医療センター　副院長 兼 感染症内科長 兼 衛生管理室長

● 略歴

1981年 3 月　名古屋大学医学部卒業
1981年 4 月　名古屋掖済会病院
1987年 7 月　名古屋第二赤十字病院
1988年 7 月　名古屋大学　第一内科
1989年12月　米国フレッドハッチンソン癌研究所
1993年 4 月　浜松医療センター
1996年 7 月　米国ワシントン州立大学感染症科　エイズ臨床短期留学
　　　　　　米国エイズトレーニングセンター臨床研修終了
1997年 4 月　浜松医療センター　感染症内科長（現職）
1997年 7 月　同上　　　　　　衛生管理室長（現職）
2008年 7 月　同上　　　　　　副院長（現職）

- 医学博士　浜松医科大学　臨床教授
- インフェクションコントロールドクター　感染症専門医　抗菌化学療法指導医
- 日本エイズ学会　認定医・指導医
- 血液専門医　日本輸血学会認定医　日本内科学会認定医
- 日本感染症学会、日本環境感染学会　評議員
- 日本医師会認定産業医

● 著書

見える！わかる！！病原体はココにいます。（ヴァンメディカル）、知って防ぐ！耐性菌 ESBL 産生菌・MRSA・MDRP（ヴァンメディカル）、知って防ぐ！耐性菌 2 MDRA・VRE・PRSP・CRE（ヴァンメディカル）、感染制御 INDEX 100の原則（ヴァンメディカル）、感染制御の授業（ヴァンメディカル）、ねころんで読める CDC ガイドライン（メディカ出版）、ねころんで読める抗菌薬（メディカ出版）など多数

知って・やって・覚えて
医療現場の真菌対策

定価（本体 2,000 円 + 税）

2017 年 1 月 5 日　初版発行

著　者　矢野邦夫
発行者　伊藤秀夫

発行所　株式会社 **ヴァン メディカル**

〒101-0051　東京都千代田区神田神保町 2-40-7 友輪ビル
TEL 03-5276-6521　FAX 03-5276-6525
振替　00190-2-170643

Ⓒ Kunio Yano 2017 Printed in Japan
ISBN978-4-86092-123-1 C3047

印刷・製本　亜細亜印刷株式会社
乱丁・落丁の場合はおとりかえします。

・本書に掲載する著作物の複製権・翻訳権・上映権・譲渡権・公衆送信権（送信可能化権を含む）は株式会社 ヴァ
ン メディカルが保有します。
・ JCOPY ＜（社）出版者著作権管理機構 委託出版物＞
・本書の無断複製は著作権法上での例外を除き禁じられています。複製される場合は，そのつど事前に，（社）出
版者著作権管理機構（電話 03-3513-6969，FAX 03-3513-6979，e-mail：info@jcopy.or.jp）の許諾を得てください。